Sabine Bartholomeyczik, Monika Linhart, Hanna Mayer, Herbert Mayer

Lexikon der Pflegeforschung

Sabine Bartholomeyczik, Monika Linhart, Hanna Mayer, Herbert Mayer

Lexikon der Pflegeforschung

Begriffe aus Forschung und Theorie

Unter Mitarbeit von
Silvia Käppeli, Eva-Maria Panfil, Doris Schaeffer, Andrea Smoliner

ELSEVIER
URBAN & FISCHER

URBAN & FISCHER
München · Jena

facultas.wuv

Zuschriften und Kritik an:
Elsevier GmbH, Urban & Fischer Verlag, Karlstraße 45, D-80333 München;
E-Mail: pflege@elsevier.de
Facultas Verlags- und Buchhandels AG, Berggasse 5; A-1090 Wien

Wichtiger Hinweis für den Benutzer
Die Erkenntnisse in der Pflegewissenschaft unterliegen einem laufenden Wandel durch Forschung und klinische Erfahrungen. Die Autoren dieses Werkes haben große Sorgfalt darauf verwendet, dass die in diesem Werk gemachten Angaben dem derzeitigen Wissensstand entsprechen. Das entbindet den Nutzer dieses Werkes aber nicht von der Verpflichtung, anhand weiterer schriftlicher Informationsquellen zu überprüfen, ob die dort gemachten Angaben von denen in diesem Buch abweichen, und seine Verordnung in eigener Verantwortung zu treffen.

Wie allgemein üblich wurden Warenzeichen bzw. Namen (z. B. bei Pharmapräparaten) nicht besonders gekennzeichnet.

Bibliografische Information der Deutschen Nationalbibliothek
Die Deutsche Nationalbibliothek verzeichnet diese Publikation in der Deutschen Nationalbibliografie; detaillierte bibliografische Daten sind im Internet über http://dnb.d-nb.de abrufbar.

Der Urban & Fischer Verlag ist ein Imprint der Elsevier GmbH.

08 09 10 11 12 5 4 3 2 1

Planung und Lektorat: Sabine Schlüter, Wien; Christine Schwerdt, München
Projektmanagement: Verena Hauser, Cornelia Posch, Wien; Christine Schwerdt, München
Redaktion: Sabine Schlüter, Wien
Herstellung: Nicole Ballweg, Hildegard Graf, München
Satz: Mitterweger & Partner, Plankstadt
Druck und Bindung: Uniprint International, Meppel/Niederlande
Umschlaggestaltung: SpieszDesign, Büro für Gestaltung, Neu-Ulm
Titelfotografie: GettyImages

ISBN: 978-3-437-26082-7 (für Deutschland und Schweiz)
ISBN: 978-3-85076-741-5 (für Österreich)

Aktuelle Informationen des Verlags Elsevier finden Sie im Internet unter **www.elsevier.de** und **www.elsevier.com.**
Aktuelle Informationen des Facultas-Verlags finden Sie im Internet unter **www.facultas.at**.

Inhalt

Begriffe aus der Pflegeforschung

A

Abbruchkriterien (termination criteria): Kriterien, die im Vorfeld einer Studie im Zusammenhang mit ethischen Überlegungen (→ Ethik, → Forschungsethik) definiert werden und die eine Sicherheitsmaßnahme darstellen, um die → ProbandInnen vor möglichen Schäden durch die Forschung zu schützen. Sie definieren den Zeitpunkt, an dem eine Studie abzubrechen ist bzw. einzelne ProbandInnen aus der Studie auszuschließen sind. Auch wenn eine Studie nur mit einem unverhältnismäßig höheren Aufwand durchzuführen ist als ursprünglich geplant, kann dies ein Abbruchkriterium darstellen.

Abduktion (abduction): die Schlussfolgerung aus einer bekannten Größe (Resultat) auf zwei Unbekannte (Regel und Fall); ein kreatives Schlussfolgern, die Zusammenstellung neuer Merkmalkombinationen. Der Begriff wird vor allem im Zusammenhang mit → qualitativer Forschung (Datenbearbeitung) verwendet.

abhängige Variable (dependent variable): die in der Forschung, speziell in → Experimenten gemessene Reaktion, von der man annimmt, dass sie durch die → unabhängige Variable verändert wurde.

> **Beispiel**
> In der → Hypothese „Kontaminationsrate und Hautreizungen vermindern sich, wenn bei der Versorgung eines zentralvenösen Katheters ein wasserdampfdurchlässiger Folienverband anstelle eines Vliesverbandes verwendet wird" stellen „Kontaminationsrate" und „Hautreizungen" die abhängigen Variablen dar.

Abstract (abstract): die kurze Zusammenfassung einer wissenschaftlichen Abhandlung oder Forschungsarbeit. Sie beinhaltet immer Ziel, Fragestellung, → Hypothesen, Methoden sowie die wichtigsten Ergebnisse der Arbeit. Ein Abstract wird einem Forschungsbericht oder einem Artikel meist vorangestellt bzw. ist die gekürzte Fassung der wissenschaftlichen Arbeit, die zur Präsentation bei einem Forschungskongress eingereicht wird.

Aktionsforschung, Handlungsforschung (action research): eine Methode oder ein → Forschungsdesign, bei dem gleichzeitig geforscht wird (Forschung) und Probleme gelöst werden (Aktion). Die Zusammenarbeit zwischen ForscherInnen und Beforschten ist dabei ein zentrales Element.

Die Ursprünge der Aktionsforschung liegen in der Pädagogik in den USA der 1940er-Jahre. Sie ist eine wissenschaftliche, kommunikationsoffene Methode, die den Grundgedanken der → qualitativen Forschung folgt. Ihr Ziel ist es, im konkreten Berufsalltag gemeinsam Probleme zu identifizieren, zu reflektieren und bereits während des → Forschungsprozesses Änderungen herbeizuführen. Theorieentwicklung ist daher nicht der erstrangige Zweck.

Charakteristisch für die Aktionsforschung sind
- die Zusammenarbeit zwischen ForscherInnen und PraktikerInnen,
- die Lösung praktischer Probleme und
- die Veränderung der Praxis.

Zusammenarbeit von ForscherInnen und PraktikerInnen bedeutet hier, dass beide einen gleichberechtigten Part im Forschungsprozess übernehmen, sodass die traditionelle Rollenverteilung „Forscherin (Subjekt) – Beforschte (Objekt)" aufgegeben werden muss.

Aktionsforschung läuft in vier Schritten ab, die ineinander übergehen, sich wiederholen und oft auch gleichzeitig stattfinden. Diese vier Schritte lauten: planen, handeln, beobachten und reflektieren.

Alpha, Cronbachs: → Cronbachs Alpha.

Alpha-Fehler, Typ-I-Fehler, Fehler erster Ordnung (type I error): ein Fehler, der darin besteht, dass die → Nullhypothese verworfen wird, obwohl sie in Wirklichkeit zutrifft. Das heißt, man kommt zu dem Schluss, dass zwischen → abhängiger und → unabhängiger Variable eine Beziehung oder ein Unterschied besteht, obwohl dies tatsächlich nicht der Fall ist. Die Wahrscheinlichkeit, einen Alpha-Fehler zu begehen, wird Alpha-Fehler-Wahrscheinlichkeit genannt. Sie wird durch einen → Signifikanztest berechnet.

Alternativhypothese (alternative hypothesis): → Forschungshypothese.

Analyse, multivariate: → multivariate Analyse.

analytische Epidemiologie (analytic epidemiology): die Untersuchung der Ursachen gesundheitsbezogener Zustände, ihre Begründung und Erklärung; Teil der → Epidemiologie. In der Regel können nur hypothetische ursächliche Beziehungen identifiziert werden. Die am häufigsten verwendeten Studiendesigns (→ Forschungsdesign) sind → Querschnittstudien, → Kohortenstudien und → Fall-Kontroll-Studien. Wird als Weiterführung der → deskriptiven Epidemiologie angesehen.

Beispiel
Der Einfluss des Wohnorts in der Nähe einer Fabrik und das Raucherverhalten der Eltern auf die → Prävalenz von Atemwegserkrankungen bei Kindern.

Angemessenheit (fittingness): ein → Gütekriterium der → qualitativen Forschung. Angemessenheit bezieht sich hier auf die Genauigkeit, mit der die Wirklichkeit der → TeilnehmerInnen wiedergegeben wird. Diese Wirklichkeit muss so ausführlich beschrieben werden, dass die LeserInnen beurteilen können, wie wichtig das Gelesene für ihre praktische Arbeit ist.

angewandte Forschung (applied research): Forschung, die die Lösung bestimmter praktischer Anliegen zum Ziel hat.

Anonymität (anonymity): eines der forschungsethischen Grundprinzipien. Es besagt, dass die Identität der ForschungsteilnehmerInnen nicht preisgegeben wird (→ Forschungsethik).

Äquivalenz: → Interrater-Reliabilität.

arithmetischer Mittelwert (mean): eine neben dem → Modus und dem → Median zentrale → Lagekenngröße für metrische Daten, die umgangssprachlich mit „Durchschnitt" bezeichnet wird. Der arithmetische Mittelwert berechnet sich aus der Summe der Messwerte, dividiert durch die Anzahl der Messwerte:

$$\overline{x} = \frac{1}{n} \cdot \sum_{i=1}^{n} x_i$$

Beispiel
Bei den fünf Messwerten 1, 2, 2, 4 und 6 beträgt der arithmetische Mittelwert 3 (15 geteilt durch 5).

Der arithmetische Mittelwert ist im Gegensatz zum → Median stark von „Ausreißern" abhängig. Wird in der obigen Messwertreihe der Wert 6 durch den Wert 60 ersetzt, resultiert hieraus ein arithmetischer Mittelwert von 13,8 (69 geteilt durch 5).

Artefakt, Fehlschluss (fallacy): Fehlinterpretation aufgrund eindeutig erscheinender Ergebnisse, die jedoch aufgrund unbeabsichtigter und nicht einfach identifizierbarer Einflüsse entstanden sind. Beispiele für Artefakte sind → Halo-Effekt, → Hawthorne-Effekt, → Healthy-Worker-Effekt, → ökologischer Fehlschluss oder → soziale Wünschbarkeit; vgl. auch → Kausalität und → Konfundierung.

attributives Risiko, zuzuschreibendes Risiko (attributable risk): der Anteil eines → Risikos, der einer bestimmten → Exposition zuzuschreiben ist. Das attributive Risiko bezieht sich auf jenen Teil der Gesundheitsprobleme, der ohne Exposition gar nicht entstanden wäre. Der expositionsbezogene Risikoanteil ist die → Risikodifferenz in Bezug zur → Inzidenzrate der exponierten → Population.

Beispiel
Untersuchung zur Schlaganfallinzidenz bei Frauen (siehe → Inzidenzrate, Tabelle): Der Anteil des attributiven Risikos des Rauchens, also der dem Rauchen zuzuschreibende Anteil des Schlaganfallsrisikos, lautet bei den untersuchten Frauen in Prozent:

$$\text{Attributives Risiko (AR)} = \frac{\text{Inzidenzrate Raucherinnen} - \text{Inzidenzrate Nichtraucherinnen} \times 100}{\text{Inzidenzrate Raucherinnen}}$$

AR = (49,6 – 17,7) / 49,6 x 100 = 64 %
Das bedeutet: 64 % der Schlaganfälle bei den untersuchten Frauen wären ohne das Rauchen nicht aufgetreten.

Augenscheinvalidität (face validity): die seitens einer oder mehrerer ExpertInnen erfolgende kritische Beurteilung eines Instruments auf seine wahrscheinliche → Validität. Diese Art der Validitätsprüfung ist die einfachste, aber auch diejenige, die als besonders kritisch anzusehen ist.

Ausschlusskriterien (exclusion criteria): Kriterien, nach denen Personen oder Objekte aus einer Studie ausgeschlossen werden. Sie sollten im → Forschungsplan definiert und im Forschungsbericht ausgewiesen werden.

Beispiel
Eine Studie über Brustkrebs befasst sich mit Frauen, die nach der Diagnosestellung diesbezüglich zum ersten Mal im Krankenhaus behandelt werden. Ausgeschlossen sind also Frauen, die zum wiederholten Mal wegen Brustkrebs im Krankenhaus sind oder die wegen einer anderen Diagnose im Krankenhaus behandelt werden, aber an Brustkrebs erkrankt sind (→ Einschlusskriterien).

Ausstrahlungseffekt: → Halo-Effekt.

Auswahl, gezielte: → gezielte Stichprobe.

Auswahl, kriterienbezogene: → kriterienbezogene Auswahl.

Auswahl, zweckgebundene: → kriterienbezogene Auswahl.

Auswahlbias: → Bias.

axiales Kodieren (axial coding): der zweite Schritt beim Auswerten von Daten im Rahmen der → Grounded Theory.

Axiom (axiom): eine theoretische Aussage, die als Komponente der deduktiven Schlussfolgerung (→ Deduktion) einen bestimmen Zusammenhang zwischen → theoretischen Begriffen beschreibt und von der angenommen wird, dass sie wahr ist (d. h. diese Aussage wird als „implizite Definition" bzw. als Grundsatz angesehen). Ein Axiom beschreibt somit einen bestehenden Sachverhalt, aus dem mithilfe von logischen Schlussfolgerungen ein → Theorem abgeleitet werden kann. Das Axiom gehört zur Gruppe der → Propositionen.

B

Balkendiagramm, Säulendiagramm, Stabdiagramm (bar graph): die grafische Darstellung der → Häufigkeitsverteilung eines Merkmals mittels senkrecht oder waagrecht liegender Balken. Die Länge der Balken entspricht der Häufigkeit bzw. der Anzahl oder des relativen Anteils der jeweiligen Merkmalsausprägung. Diese (Mess-)Werte oder → Kategorien, die von einem Merkmal (der → Variable) angenommen werden können, werden entweder auf der X-Achse (senkrechte Balken) oder auf der Y-Achse (waagrechte Balken) aufgetragen. Sind die verwendeten Kategorien zu zahlreich, kann die Anschaulichkeit leiden. In diesem Fall können mehrere Kategorien zu Merkmalsklassen zusammengefasst und mittels eines → Histogramms dargestellt werden. Alternativ bieten sich eventuell auch → Liniendiagramme an.

Basisuntersuchung, Baseline-Messung (baseline measurement): → Langzeitdesign mit Testserien, → Prätest-Posttest-Design, → Interventionsstudie.

Bedingungskonstanz: → Kontrolle.

Befragung (self report): eine Methode zur Erhebung sozialer Daten, Meinungen, Befindlichkeiten etc. Die Befragung ist eine der am meisten verwendeten Erhebungsmethoden in der Pflegeforschung. Sie wird sowohl in der → quantitativen als auch in der → qualitativen Forschung eingesetzt. Man unterscheidet → schriftliche Befragung und → mündliche Befragung.

Befund, ethischer: → ethischer Befund.

Begriff, theoretischer: → theoretischer Begriff.

Begriffsanalyse (concept analysis): eine systematische Analyse theoretischer Begriffe, um deren Definitionen, Charakteristika und Attribute zu beschreiben. Dabei wird auch eine Unterscheidung zu ähnlichen Begriffen vorgenommen bzw. werden Antonyme, d. h. Begriffe mit gegenteiliger Bedeutung, festgestellt. Die Begriffsanalyse gilt als eine der zentralen Strategien der Theorieentwicklung.

Es gibt eine Reihe von Vorgehensweisen für die Begriffsanalyse, die aber in folgenden Schritten übereinstimmen:

1. → Konzept auswählen;
2. Ziel der Analyse definieren;
3. Bedeutungen des Begriffs identifizieren;
4. definierende Attribute und Dimensionen bestimmen;
5. Modellfall identifizieren und beschreiben;

6. alternative Fälle identifizieren;
7. Vorausgehendes und Konsequenzen identifizieren;
8. empirische Indikatoren (→ empirisch) identifizieren.

Neben einer vollständigen Begriffsanalyse, die vor allem dann durchgeführt wird, wenn ein bislang noch unbekanntes Phänomen theoretisch beschrieben werden soll, gibt es weitere Strategien zur theoretischen Auseinandersetzung mit Begriffen, die sich in ihren Zielen unterscheiden. Hier sind z. B. die Begriffsklarifikation oder die Begriffsevaluation zu nennen, in denen bei schon definierten → theoretischen Begriffen nur mehr Einzelschritte der vollständigen Analyse durchgeführt werden bzw. der theoretische Entwicklungsstand eines Begriffes bestimmt wird.

Beobachtung (observation, observational research): eine Methode zur Erfassung von Verhaltensweisen. Mithilfe einer oder mehrerer BeobachterInnen wird das Verhalten, das untersucht werden soll, beobachtet und systematisch aufgezeichnet. Man unterscheidet verschiedene Beobachtungsverfahren:

- **Offene Beobachtung:** Die → ProbandInnen wissen, dass sie beobachtet werden.
- **Verdeckte Beobachtung:** Die Beobachtung erfolgt ohne Kenntnis der ProbandInnen.
- **Teilnehmende Beobachtung:** Die Forscherin ist selbst Teil der Situation, die sie beobachten möchte.
- **Nichtteilnehmende Beobachtung:** Die Forscherin hat nur die Rolle der Beobachterin inne und verfolgt die Ereignisse und Handlungen, ohne daran beteiligt zu sein.
- **Strukturierte (standardisierte) Beobachtung:** Der Beobachtung liegt ein Schema von → Kategorien zu Grunde, in dem die Beobachtungen entweder durch Zeichen oder durch Beschreibungen festgehalten werden. Das Schema wird vorab theoriegeleitet entwickelt, d.h man definiert die interessierende Handlung zuerst in ihren möglichen Dimensionen und → operationalisiert sie danach, zerlegt sie also in beobachtbare Elemente. Daraus wird schließlich das Beobachtungsinstrument entwickelt. Die strukturierte (standardisierte) Beobachtung ist eine Methode der → quantitativen Forschung.
- **Unstrukturierte Beobachtung:** Die zu beobachtenden Merkmale oder Verhaltensweisen sind nicht vorgegeben. Alle Ereignisse, Handlungen etc., die während der Beobachtung stattfinden, werden mittels Beschreibung festgehalten, die keinem vorab definierten Schema folgen. Diese Form der Beobachtung wird hauptsächlich in der → qualitativen Forschung eingesetzt.
- **Feldbeobachtung:** Die Beobachtung findet in der natürlichen Umgebung der Beobachteten statt.

- **Laborbeobachtung:** Die Beobachtung findet im „Labor" statt, d. h. die beobachteten Situationen werden künstlich herbeigeführt; die Umgebung wird für die Beobachtung verändert.
- **Fremdbeobachtung:** Fremdes Verhalten wird beobachtet.
- **Selbstbeobachtung:** Die eigenen Handlungen sind Gegenstand der Beobachtung; Beobachterin und Beobachtete sind in diesem Fall identisch.

Diese Unterscheidungen beziehen sich immer nur auf ein Kriterium, in der Realität gibt es aber viele Kombinationsmöglichkeiten. Als Hilfsmittel zur Datenaufzeichnung können verschiedene Medien wie z. B. Videoaufnahmen eingesetzt werden. Die Beobachtung wird als Methode zur Datenerhebung sowohl in der → quantitativen als auch in der → qualitativen Forschung eingesetzt.

Beobachtung, nichtteilnehmende: → Beobachtung.

Beobachtung, offene: → Beobachtung.

Beobachtung, standardisierte: → Beobachtung.

Beobachtung, strukturierte: → Beobachtung.

Beobachtung, teilnehmende: → Beobachtung.

Beobachtung, unstrukturierte: → Beobachtung.

Beobachtung, verdeckte: → Beobachtung.

Beobachtungseinheit (unit of observation): der zeitlich oder inhaltlich abgegrenzte Bereich eines sozialen Geschehens, in dem die zu beobachtende Handlung stattfindet. Man unterscheidet Zeiteinheiten, z. B. eine → Beobachtung von 10.00 bis 12.00 Uhr, und Ereignis- oder Handlungseinheiten, z. B. Körperpflege.

Beobachtungsfeld (observational setting): der räumliche und soziale Bereich, in dem eine wissenschaftliche → Feldbeobachtung stattfindet. Um sich für ein bestimmtes Beobachtungsfeld zu entscheiden, sind Informationen darüber erforderlich, wo und wann ein bestimmtes Verhalten auftreten kann.

Beobachtungsstudie: → Survey.

Bestimmtheitsmaß, R^2 (coefficient of determination): eine im Rahmen der → linearen Regression häufig benutzte Größe, um die Güte der Regression zu beschreiben. Das Bestimmtheitsmaß zeigt, inwieweit sich die Streuung (die → Varianz) der → Zielgröße (die → abhängige Variable) auf die Einflussgröße/n (→ unabhängige Variable/n) zurückführen lässt.

Bei einem Bestimmtheitsmaß von +1 liegen alle Messwerte auf der Regressionsgeraden, bei einem Bestimmtheitsmaß von 0 liegt kein linearer Zusammenhang zwischen der abhängigen und den unabhängigen Variablen vor.

Beta-Fehler, Typ-II-Fehler, Fehler zweiter Ordnung (type II error): ein Fehler, der darin besteht, dass die → Nullhypothese für zutreffend gehalten wird, obwohl sie tatsächlich nicht zutrifft. Man geht dann davon aus, dass zwischen → abhängiger und → unabhängiger Variable keine Beziehung besteht, obwohl diese in Wirklichkeit vorhanden ist. So kann etwa eine zu kleine → Stichprobe zu einem großen Beta-Fehler führen.

Die Beta-Fehler-Wahrscheinlichkeit ist bei → Hypothesen mit vorgegebener → Effektgröße kalkulierbar (→ Fallzahlschätzung).

Bias (bias): die Bezeichnung für jede Art von unbeabsichtigtem Einfluss seitens der ForscherInnen, der Datenerhebung, der Datenauswertung oder durch die Instrumente selbst. Dieser Einfluss kann aufgrund der Ergebnisse zu Fehlschlüssen (→ Artefakt) führen.

Binomialverteilung (binomial distribution): die Wahrscheinlichkeitsverteilung für die Beurteilung von Versuchsergebnissen, bei denen die Zielgröße („pro Versuch") aus zwei Ausprägungen besteht, z. B.: Intervention erfolgreich, Intervention nicht erfolgreich. Dies ermöglicht etwa die Beantwortung der Frage, wie groß die Wahrscheinlichkeit ist, dass bei zehn zufällig ausgewählten ProbandInnen vier Personen das Blutgruppenmerkmal „Rhesus negativ" aufweisen, wenn bekannt ist, dass dies in der Grundgesamtheit auf 15 % der ProbandInnen zutrifft (Antwort: 4,01 %).

biografische Forschung (biographical research): eine Richtung bzw. Methode der → qualitativen Forschung, in der es um die Einbettung psychischer und sozialer Phänomene in den Gesamtzusammenhang einer Lebensgeschichte (Biografie) oder Lebenserzählung und um ihre Erklärung geht. Biografieforschung ist eine Möglichkeit, soziale Realität oder kulturelle und gesellschaftliche Ereignisse oder Zeitabschnitte mithilfe der subjektiven Konstruktion von Menschen zu beschreiben und zu erforschen. In der biografischen Forschung werden das biografisch-narrative Interview (→ narratives Interview) und die biografische Fallrekonstruktion als Methoden eingesetzt.

Beispiel
Ausgehend vom Phänomen interkultureller Pflege und interkultureller Zusammenarbeit in der Pflege ging Beneker folgender Fragestellung nach: „Welche Erfahrungen machen bzw. machten diese Frauen als ausländische Krankenschwestern in der Pflege und in der kollegialen Zusammenarbeit und wie gehen sie damit um?" Diese Fragestellung wurde eingebettet in gesamtbiografische Fragestellungen hinsichtlich den Erfahrungen von Migration, den Entscheidungsprozessen, die zur Migration geführt haben, und der lebensgeschichtlichen Erfahrung in Deutschland. Die Daten wurden mittels des biografisch-narrativen Interviews erhoben (📖 Beneker 2002, S. 133–147).

Blindstudie, Halbblindstudie (blind study, single-blind study): eine Studie, bei der entweder die Forscherin oder die → ProbandInnen → verblindet werden.

Boxplot, Box-and-Whisker-Plot (boxplot, box-and-whisker plot): eine beliebte grafische Darstellung zur Veranschaulichung wichtiger Streuungs- und → Lagekenngrößen. Diese Art der Darstellung erlaubt darüber hinaus Aussagen zur Symmetrie der Datenverteilung.

Neben dem → Median werden hier das erste (25 %-Bereich) und das dritte Quartil (75 %-Bereich) durch die Box dargestellt. Sie kennzeichnen damit den Zahlenbereich, in dem die mittleren 50 % aller Messwerte (→ Quartilsabstand) liegen. Die „Ausläufer", die „Schnurrhaare" oder Whiskers, sind nicht immer eindeutig definiert, markieren in der Regel jedoch den kleinsten und den größten Messwert, sofern diese nicht mehr als das 1,5-Fache des Quartilsabstands von der Box entfernt liegen. Messwerte, die außerhalb des 1,5-Fachen des Quartilsabstands liegen, werden im Statistikprogramm SPSS als „Ausreißer" und Messwerte, die mehr als das Dreifache außerhalb des Quartilsabstands liegen, als Extremwerte bezeichnet. Im folgenden Beispiel ist fiktiv die Anzahl der bisherigen Krankenhausaufenthalte dargestellt.

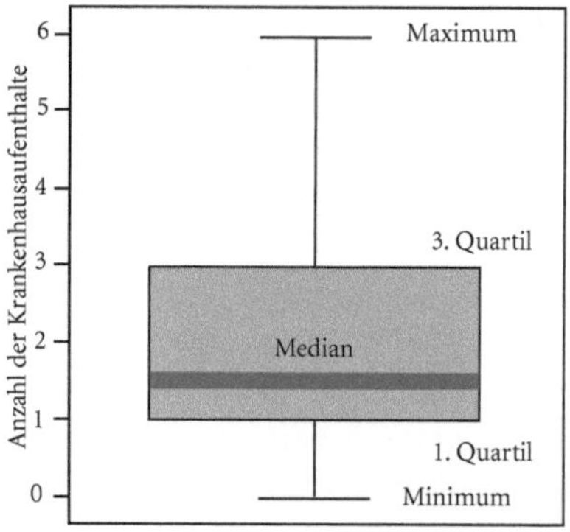

Abb. 1: Beispiel für einen Boxplot (in Anlehnung an 📖 Brandenburg/Panfil/Mayer 2007)

Box-and-Whisker-Plot: → Boxplot.

Bracketing (bracketing): ein Vorgehen, bei dem ForscherInnen ihre persönlichen Vorurteile (Vorerfahrungen) gegenüber einem Phänomen identifizieren, um zu klären, inwieweit diese Vorurteile die Datenerhebung und die Auswertung beeinflussen können. Dies ist ein bewusster Prozess, der bei → qualitativen Forschungsarbeiten, im Speziellen bei der → phänomenologischen Forschung angewendet wird.

C

Chi-Quadrat-Test (chi-square test, χ^2-test): ein Test, dessen zentrale Anwendung darin besteht, zu überprüfen, ob die im Rahmen einer → Kontingenztafel dargestellten → Variablen unabhängig sind, d. h. ob sie sich nicht gegenseitig beeinflussen.

CI: → Konfidenzintervall.

Clusterstichprobe: → Klumpenstichprobe.

Cohens Kappa (Cohen's Kappa, Cohen's κ): ein zufallskorrigiertes Übereinstimmungsmaß. Dieses Reliabilitätsmaß (→ Reliabilität) für das Ausmaß der Beobachterübereinstimmung (→ Interrater-Reliabilität) berücksichtigt neben der prozentualen Übereinstimmung die per Zufall erwarteten Übereinstimmungen zweier Rater (Beobachter). So erzielen zwei Rater, die ihre Einschätzung dem Werfen einer Münze überlassen, allein per Zufall eine absolute Übereinstimmung von 50 %. Cohens Kappa (κ) kann Werte von +1 (perfekte Übereinstimmung) und 0 (nur zufällige Übereinstimmung) bis –1 (völlig konträre Einschätzung) annehmen. Es ist ein weit verbreitetes Verfahren, das allerdings nur bedingt vergleichbar ist und paradoxe Eigenschaften enthält. So hängt Cohens Kappa sowohl von der Anzahl der gewählten → Kategorien ab als auch von der Häufigkeit, mit der das untersuchte Phänomen auftritt. Dies kann dazu führen, dass trotz hoher Übereinstimmung der Untersucher der Wert dennoch niedrig bleibt (📖 Mayer et al. 2004, S. 36–46).

Cox-Regression (cox regression): ein → multivariates Verfahren, bei dem der Zusammenhang zwischen mehreren → unabhängigen Variablen und der → Überlebenszeit als → abhängige Variable untersucht wird. Unter Überlebenszeit versteht man allgemein alle Zeitintervalle bis zum erstmaligen Eintreffen eines bestimmten Ereignisses, z. B. die Zeit bis zum Abstillen. Sind innerhalb der Studiendauer nicht alle Ereignisse eingetreten, spricht man von zensierten Daten.

Cronbachs Alpha (Cronbachs Alpha, Cronbachs α): ein Verfahren zur → Messung der → internen Konsistenz oder Homogenität eines Assessmentinstruments oder → Fragebogens mit mehreren metrisch skalierten → Items (→ Reliabilität). Der Koeffizient bezeichnet den Grad, in dem die verschiedenen Items eines Instruments/einer → Skala die gleiche Eigenschaft bzw. das gleiche Konstrukt messen. Dies ist als → Verallgemeinerung der Testhalbierungsreliabilität (split-half reliability) zu verstehen, in der alle denkbaren

Testhalbierungsreliabilitäten gemittelt werden. Der Wertebereich reicht von 0 (es gibt keine gemeinsame Eigenschaft) bis 1 (jedes Item misst exakt das gleiche). In diesem letzteren Fall besteht die Gefahr der Redundanz, was bedeutet, dass einige Items eventuell überflüssig sind.

Crossover-Design (crossover design): ein quasi-experimentelles Design (→ Quasi-Experiment), bei dem die StudienteilnehmerInnen mehr als einer Intervention ausgesetzt werden. Dies ist eine Form des → Messwiederholungsdesigns. Die → ProbandInnen dienen sich dabei selbst als → Kontrollgruppe; es handelt sich also um einen intrasubjektiven Vergleich. Dies hat den Vorteil, dass dadurch eine hohe Übereinstimmung zwischen den → TeilnehmerInnen hergestellt werden kann, die unterschiedlichen Bedingungen ausgesetzt sind. Außerdem kann dadurch die → Stichprobe relativ klein gehalten werden. Es besteht allerdings die Gefahr, dass die erste Intervention Auswirkungen auf die zweite hat. Daher ist es sinnvoll, zwei Gruppen zu haben, bei denen die Reihenfolge der Interventionen unterschiedlich ist. Dabei beginnt Gruppe A mit Intervention A und Gruppe B mit Intervention B. Nach einem definierten Zeitraum wechseln die Gruppen die Interventionen.

Beispiel

In einer Untersuchung über die Wirkung der atemstimulierenden Einreibung auf die Schlafqualität von AltenheimbewohnerInnen wurden die BewohnerInnen nach dem Zufallsprinzip zwei Gruppen zugeordnet: Die erste Gruppe erhielt sechs Tage lang atemstimulierende Einreibungen, hatte dann zwei Wochen Pause, um den Übertragungseffekt zu minimieren und erhielt danach sechs Tage lang Atemübungen ohne Körperberührung. Bei der zweiten Gruppe wurden zuerst die Atemübungen und nach einer zweiwöchigen Pause die atemstimulierenden Einreibungen vorgenommen (📖 Schiff 2006).

D

Datenauswertung, interpretativ-explikative: → interpretativ-explikative Datenauswertung.

Datenauswertung, interpretativ-reduktive: → interpretativ-reduktive Datenauswertung.

Datensättigung (saturation): ein Leitprinzip speziell in der → Grounded Theory, das Orientierung für den Umfang von → Stichproben in der → qualitativen Forschung gibt. Man spricht von Datensättigung, wenn man keine neuen Informationen durch weitere Datenerhebungen gewinnen kann.

Deduktion (deduction): das Ableiten des Besonderen aus dem Allgemeinen; ausgehend von theoretischen Überlegungen werden zunächst → Hypothesen abgeleitet, die man dann → empirisch prüft.

Definition, konzeptionelle: → konzeptionelle Definition.

Definition, operationale: → Operationalisierung.

Delphi-Studie (delphi technique): eine Variante der → schriftlichen Befragung, nämlich ein Vorgehen zur systematischen Erfassung von Expertenmeinungen und zur Bildung eines Gruppenkonsenses daraus. Eine Delphi-Studie besteht aus der systematischen und wiederholten Sammlung der Sicht von ExpertInnen zu einem bestimmten Thema oder Gegenstand mittels eines standardisierten Instruments und mit dem Ziel, zu einer Übereinstimmung zu kommen. Die Datenerhebung erfolgt anonym. Der Gruppenentscheid wird nummerisch ausgedrückt, was zur Objektivierung des Konsenses beiträgt.

Es existieren zahlreiche Varianten der Delphi-Methode; folgende Merkmale können aber als charakteristisch bezeichnet werden:

1. Verwendung eines formalisierten → Fragebogens;
2. Befragung von ExpertInnen;
3. Anonymität der ExpertInnen und ihrer Einzelantworten bzw. Meinungen;
4. Ermittlung eines Konsenses, d. h. einer statistischen Gruppenantwort;
5. Information der → TeilnehmerInnen über die zusammengefassten Resultate, d. h. über die statistische Gruppenantwort;
6. Durchführung mehrerer Befragungsrunden, wobei die in der vorigen Runde erhobenen Ergebnisse im nächsten Durchgang mit eingearbeitet werden.

Design: → Forschungsdesign.

Design, deskriptives: → deskriptive Forschung.

Design, komparatives: → komparatives Design.

Design, nichtexperimentelles: → nichtexperimentelles Design.

deskriptive Epidemiologie (descriptive epidemiology): die Untersuchung der Häufigkeit (→ Prävalenz) und des Auftretens (→ Inzidenz) von gesundheitsbezogenen Zuständen und Ereignissen in Bevölkerungsgruppen. Die deskriptive Epidemiologie ist Teil der → Epidemiologie und dient der Beschreibung. Sie ist nicht geeignet, → Hypothesen zu testen.

Beispiel
Die Prävalenz von Dekubital-Ulcera bei PatientInnen zum Zeitpunkt der Aufnahme im Krankenhaus X und die Entstehung (Inzidenz) von Dekubitus während des Krankenhausaufenthalts.

Die deskriptive Epidemiologie stellt den ersten Schritt epidemiologischer Forschung dar; die Weiterführung erfolgt im Rahmen der → analytischen Epidemiologie.

deskriptive Forschung, deskriptives Design (descriptive studies): beschreibende Forschung mit dem Ziel, Phänomene, Verhaltensweisen, Ist-Zustände etc. möglichst vollständig zu beschreiben und zu analysieren, um zu neuen Erkenntnissen zu gelangen.

deskriptives Design: → deskriptive Forschung.

diagnostische Instrumente/Tests, Qualitätskriterien: → Qualitätskriterien von diagnostischen Instrumenten/Tests.

Differenzial, semantisches: → Polaritätsprofil.

Dokumentenanalyse, Textanalyse (content analysis): eine Methode, um manifestes Material, das nicht eigens zu Forschungszwecken geschaffen wurde, wissenschaftlich auszuwerten. Synonym wird auch der Begriff → Inhaltsanalyse verwendet, jedoch steht Inhaltsanalyse auch für die Auswertung von Material aus der → qualitativen Forschung, das eigens zu Forschungszwecken produziert worden ist, z. B. für Interviewtranskripte. Für die Pflegeforschung sind hier vor allem Pflegedokumentationen interessant, aber auch Lehrbücher, Tagebücher von PatientInnen, historische Dokumente, Schulprospekte, Fachzeitschriften oder Druckwerke wie Tageszeitungen, Wochenschriften o. Ä. Dokumentenanalysen können sowohl qualitativ (offen) als auch quantitativ (standardisiert) erfolgen.

Beispiel

Standardisierte (quantitative) Dokumentenanalyse: Bei 279 zufällig ausgewählten Dokumentationen der BewohnerInnen von 26 Altenpflegeheimen in Frankfurt am Main, die den Pflegestufen 2 und 3 zugeordnet sind, wurde untersucht, inwieweit sich der Pflegeprozess in der Dokumentation abbildet, wo offensichtlich fehlende Informationen festzustellen sind und inwieweit die Sichtweise der BewohnerInnen dokumentiert ist (📖 Bartholomeyczik 2004, S. 187 – 195).

Qualitative Dokumentenanalyse: Analyse von Werbeprospekten von Krankenpflegeschulen sowie von Berufsinformationsbroschüren von den 50er-Jahren des 20. Jahrhunderts bis heute anhand der Frage: „Wie stellen wir uns selbst dar bzw. wie hat sich die Berufsgruppe dargestellt?" (📖 Geschwindner-Tomlinovic 1998)

Doppelblindstudie (double-blind study, double-blind-trial): eine Studie, bei der sowohl die Forscherin als auch die → ProbandInnen → verblindet werden.

Dosis-Wirkungs-Beziehung (dose-response relationship): eine Beziehung, bei der die Veränderung in Umfang, Intensität oder Dauer einer Intervention, Prozedur, Dienstleistung oder anderweitigen Maßnahme oder des → Risikos, ausgesetzt zu sein (→ Exposition), verbunden ist mit einer spezifizierten Veränderung in einem gesundheitsbezogenen Zustand oder einem anderweitig definierten → Outcome.

E

EbM: Abkürzung für Evidence-based Medicine.

EbN: Abkürzung für → Evidence-based Nursing.

EbP: Abkürzung für → Evidence-based Practice.

Effektgröße: → Effektstärke.

Effektivität (effectiveness): die → Wirksamkeit einer Intervention, Prozedur, Dienstleistung oder anderweitigen Maßnahme in realen Situationen unter Alltagsbedingungen für eine definierte → Population. Davon zu unterscheiden sind → Efficacy und → Effizienz.

Effektstärke, Effektgröße (effect size): ein Maß dafür, wie groß ein Unterschied oder ein Zusammenhang zwischen zwei Gruppen mindestens sein muss, um als praktisch relevant und nicht nur als statistisch → signifikant zu gelten. Je größer der Unterschied zwischen den Untersuchungsgruppen und je kleiner die Streuung (→ Varianz) innerhalb der Gruppen, desto größer die Effektstärke.

Efficacy (efficacy): die → Wirksamkeit einer Intervention, Prozedur, Dienstleistung oder anderweitigen Maßnahme unter idealen Bedingungen, z. B. untersucht als → Experiment in einer Laborsituation. Davon zu unterscheiden sind → Effektivität und → Effizienz.

Effizienz (efficiency): Wirkung oder Ergebnis (→ Outcome) im Verhältnis zum Aufwand, meist ausgedrückt in ökonomischen Begriffen, Ressourcen oder Zeit. Im Gegensatz zu → Effektivität und → Efficacy zählt das Ergebnis nie für sich allein, sondern wird immer zum Aufwand in Beziehung gesetzt.

einfache Zufallsstichprobe, einfache Zufallsauswahl (random sampling): eine → Stichprobe, die auf dem Zufallsprinzip basiert, d. h. alle Elemente oder Personen einer → Grundgesamtheit haben die gleiche Chance, in die Stichprobe zu gelangen. Dadurch soll sichergestellt werden, dass sich die Merkmale der Grundgesamtheit in der Stichprobe in gleicher Verteilung wiederfinden, was als → Repräsentativität bezeichnet wird. Dazu ist eine Liste oder Datei aller Elemente bzw. Personen der angestrebten → Population (→ Stichprobenplan) erforderlich. Daraus werden die Stichprobenelemente nach dem Zufallsprinzip, z. B. mittels einer Zufallszahlentabelle oder eines Statistikprogramms, gezogen.

Einschlusskriterien (inclusion criteria): Kriterien, nach denen Personen oder Objekte in eine Studie eingeschlossen werden. Sie sollten im → Forschungsplan definiert und im Forschungsbericht ausgewiesen werden.

Beispiel
Eine Studie befasst sich mit multimorbiden älteren Diabetikerinnen. Einschlusskriterien sind ein diagnostizierter Diabetes, das weibliche Geschlecht, Multimorbidität und eine Altersgrenze, z. B. 65 Jahre (→ Ausschlusskriterien).

Einzelfallstudie, Fallstudie (single-case study, case study, case-study design): eine Form deskriptiver (lat. descriptio: Beschreibung) Forschung (→ deskriptive Forschung), bei der ein einziger Fall aus verschiedenen Perspektiven bearbeitet wird. Der Fall kann sich auf eine Person beziehen, aber auch auf eine Gruppe, eine Familie, ein gesellschaftliches System etc. Ziel ist es, die Komplexität des ganzen Falles, die Zusammenhänge der Funktions- und Lebensbereiche unter Berücksichtigung des historischen und lebensgeschichtlichen Hintergrundes herauszuarbeiten. Einzelfallstudien können grundsätzlich sowohl in der → quantitativen als auch in der → qualitativen Forschung durchgeführt werden, wobei sie in der letzteren größere Bedeutung haben. Einzelfallstudien sind sogar elementarer Baustein vieler qualitativer Studien.
Mit einer Einzelfallstudie soll

1. ein Phänomen in seinem Kontext untersucht werden, d. h. der Fall wird von allen möglichen Seiten beleuchtet;
2. jede relevante Dimension berücksichtigt werden, damit die Komplexität der Realität nicht durch Verkürzungen verzerrt wird;
3. ein ganzheitliches Verständnis des interessierenden Bereichs ermöglicht werden, d. h. Vermeidung des willkürlichen Herausgreifens von Einzelmerkmalen.

Im Deutschen wird der Begriff Einzelfallstudie oft synonym mit Fallstudie verwendet. Als Fallstudien werden jedoch auch oft reine Beschreibungen einzelner Fälle – z. B. wie sie auf bestimmte Behandlungen, Interventionen etc. reagieren – bezeichnet. Im Englischen wird dies case report genannt.

Weiters darf die Einzelfallstudie, so wie sie oben beschrieben wurde, nicht mit dem experimentellen → Single-System-Design oder dem → Single-Group-Design verwechselt werden.

emisch, emische Perspektive (emic, emic perspective): Bezeichnung für die „InsiderInnen"-Sicht, für jene Perspektive, in der man die Sichtweise derjenigen einnimmt, die man beforscht. Die kontrastierende, d. h. die Sichtweise von außen, wird → etisch genannt. Die emische Perspektive ist vor allem in der ethnografischen Forschung (→ Ethnografie) von Bedeutung.

empirisch (empiric): auf sinnlicher Erfahrung beruhend, erfahrungsgemäß.

empirische Forschung (empirical research): die auf sinnlicher Erfahrung beruhende Forschung. Unter Erfahrung versteht man hier die nach wissenschaftlichen Regeln erfolgende Datenerhebung jeglicher Art, d.h. qualitative und quantitative Datenerhebung, → Beobachtung, → Befragung, → Textanalyse in jedem denkbaren → Forschungsdesign. Es ist dies eine Abgrenzung gegenüber Forschung ohne Datenerhebung, wie sie z.B. in der Philosophie stattfindet.

empirischer Zirkel, Theorie-Empirie-Zirkel (empirical circle): die Wege logischen Schlussfolgerns bzw. (in den Sozialwissenschaften) die Wege der Theoriebildung. → Deduktion als Schlussfolgern von einer allgemeinen Aussage (Theorie) auf einen Einzelfall (Empirie) und → Induktion als Schlussfolgern vom Einzelfall (Empirie) auf eine Verallgemeinerung (Theorie) gehen ineinander über und bedingen einander.

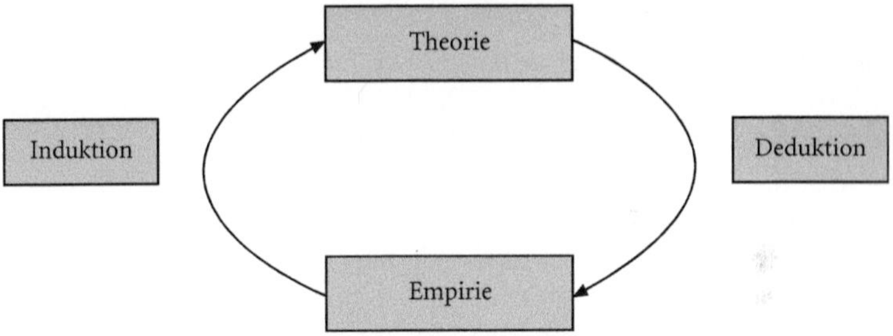

Abb. 2: Der Theorie-Empirie-Zirkel

Empirismus (empirism): eine erkenntnistheoretische Denkrichtung, die davon ausgeht, dass alle Erkenntnisse über die Wirklichkeit aus Sinneserfahrungen (Wahrnehmung) abgeleitet werden können. Das bedeutet, dass in dieser Sicht unser Wissen über die Wirklichkeit mit unserem → empirischen Wissen identisch ist und durch Beobachten und Erinnern zustande kommt. Dementsprechend definiert der Empirismus die Erfahrung als subjektive Wahrnehmung, d.h. als die Erfahrung eines einzelnen Menschen in Form seiner eigenen, privaten Erlebnisse. Daher sind auch → Abduktion und → Induktion typische Formen von Schlussfolgerungen im Empirismus.

Hauptvertreter des Empirismus waren u.a. die britischen Philosophen John Locke und George Berkeley.

Epidemiologie (epidemiology): die Lehre von der Verteilung und den Determinanten gesundheitsbezogener Zustände oder Ereignisse in umschriebenen Bevölkerungsgruppen. Epidemiologische Forschungsergebnisse dienen der Bewältigung von Gesundheitsproblemen (→ Prävention).

Determinanten (→ Risikofaktoren) sind alle physikalischen, biologischen, sozialen, kulturellen und Verhaltensfaktoren, die Gesundheit beeinflussen. Gesundheitsbezogene Zustände beziehen sich auf Krankheiten, Todesursachen, Gesundheitsverhalten wie Tabakgenuss, Reaktionen auf präventive Maßnahmen sowie auf Angebot und Nutzung von Gesundheitsdiensten. Umschriebene Bevölkerungsgruppen (→ Populationen) sind durch definierte Eigenschaften sowie durch ihre Größe bzw. die Anzahl der Personen bestimmt. Häufig sind sie durch bekannte Risiken gekennzeichnet (→ Risikopopulation) (vgl. 🕮 Last 2001). Siehe auch → analytische Epidemiologie, → deskriptive Epidemiologie, → klinische Epidemiologie und → Sozialepidemiologie.

Epidemiologie, analytische: → analytische Epidemiologie.

Epidemiologie, deskriptive: → deskriptive Epidemiologie.

Epidemiologie, klinische: → klinische Epidemiologie.

episodisches Interview (episodic interview): eine Form des → qualitativen Interviews, bei dem sich der erzählende Aspekt mit dem befragenden Aspekt vereint und ergänzt. Es wurde konzipiert, um zwei Bestandteile persönlichen Wissens erfassen zu können: den erfahrungsnahen Anteil, der auf eine konkrete Situation bezogen ist, und abstrakte, verallgemeinernde Annahmen und Zusammenhänge.

Ziel des episodischen Interviews ist es, dem Interviewpartner die Möglichkeit zu geben, Erfahrungen darzustellen – z. B. in allgemeiner, vergleichender Form etc. – und gleichzeitig, die entsprechenden Episoden und Geschichten dazu zu erzählen. Zu diesem Zweck wird ein → Interviewleitfaden entwickelt, der Fragen und Erzählaufforderungen zu all jenen Aspekten und Bereichen enthält, die die Interviewerin erforschen möchte (vgl. 🕮 Flick 2002, S. 203–220).

Epistemologie (epistemology): eine der zentralen Disziplinen der Philosophie, die sich grundlegend mit der Frage beschäftigt, wie Erkenntnisse entstehen. Die Epistemologie untersucht die menschliche Erkenntnis hinsichtlich ihrer Bedingungen, ihres Wesens und ihrer Grenzen, d. h. sie befasst sich mit der Frage, welche Erkenntnisse angesichts welcher logischen Beweisführungen als wahr gelten können.

Ergebnisvariable: → abhängige Variable, → Outcome.

Erhebung, gesteuerte: → Nicht-Zufallsstichprobe.

erreichbare Population: → Grundgesamtheit.

Erstellen von Kontrollgruppen: → Matching.

Erwünschtheit, soziale: → soziale Wünschbarkeit.

Ethik (ethics): ein Teilgebiet der Philosophie, das sich der wissenschaftlichen Betrachtung moralischer und sittlicher Fragen widmet, wobei Moral sich hier auf den Handlungsaspekt der Sittlichkeit bezieht (vgl. 🕮 Arndt 1996, S. 16). Sind ethische Fragen berufsbezogen, haben sie das konkrete Handeln in einem bestimmten Alltags- oder Berufsfeld zum Gegenstand; man spricht dann von Pflegeethik oder Ethik in der Pflege. Ethische Fragen können sich aber auch auf ein bestimmtes Gebiet, z. B. auf die Forschung beziehen. In diesem Fall spricht man von → Forschungsethik.

Ethikkodex (code of ethics): eine Orientierungshilfe für die ethische Urteilsbildung (lat. codex: Kodex; Pl. codices: Buch, Regeln des Verhaltens, Gesetzessammlung) (→ Ethik, → Forschungsethik). Es gibt berufsgruppenspezifische Ethikkodizes, z. B. den ICN-Ethikkodex für Pflege, und auch Kodizes für spezielle Probleme wie z. B. für Forschung, etwa die Deklaration des Weltärztebundes von Helsinki: Ethische Grundsätze für medizinische Forschung.

Ethikkommission (institutional review board): ein Expertengremium, das sich mit Fragen zur Wahrung der Menschenwürde und Menschenrechte innerhalb spezieller Fragestellungen – z. B. im Rahmen von Forschungsstudien – beschäftigt. Ethikkommissionen setzen sich meist aus mehreren Personen verschiedener relevanter Berufsgruppen zusammen, z. B. JuristInnen, MethodikerInnen, VertreterInnen fachspezifischer Gruppen wie MedizinerInnen oder Pflegepersonen etc.

Ethikkommissionen prüfen Forschungsprojekte, um sicherzustellen, dass ethische Standards (→ Ethik, → Forschungsethik) eingehalten werden und dass der Schutz der ForschungsteilnehmerInnen gesichert ist. Sie prüfen u. a. auch, ob das Forschungsvorhaben fachlich von Bedeutung ist, ob der Versuchsplan solide ist und ob die Grundrechte der Versuchspersonen gewahrt werden. Sie prüfen aber auch die Kompetenz der ForscherInnen.

ethischer Befund (ethical clearing): ein Gutachten über die ethische Vertretbarkeit (→ Ethik, → Forschungsethik) eines Forschungsanliegens. Dabei werden folgende Faktoren in Erwägung gezogen: Relevanz des Forschungsanliegens, Einhaltung der drei Grundprinzipien des Persönlichkeitsschutzes, das Verhältnis von Nutzen und → Risiko, die Seriosität der Forscherin sowie Seriosität und Wissenschaftlichkeit der geplanten Untersuchung, d.h. der Methodik und der Vorgangsweise. Ein solcher Befund wird meist von einer → Ethikkommission erstellt.

Ethnografie (ethnography): eine spezielle Form der → qualitativen Forschung, deren zentrales Anliegen es ist, die Lebenswelt anderer Menschen aus deren Sichtweise zu verstehen (→ emisch) und das Spezifische, (Kultur-)Typische, das diese Lebenswelt ausmacht, zu erkennen. Ziel ist die Beschreibung fremder (Sub-)Kulturen, kultureller Gruppen oder Lebenswelten ebenso wie die Beschreibung der Verhaltensmuster einzelner Menschen oder Gruppen innerhalb einer Kultur, wobei der Begriff Kultur hier im Sinne von fremder Lebenswelt gemeint ist. Die Wurzeln der Ethnografie liegen in der Sozialanthropologie.

Die → Forschungsfragen thematisieren Lebensweisen und Verhaltensmuster innerhalb des sozialen Kontextes einer Kultur und sind meist darauf ausgerichtet, wie kulturelle Normen und Werte, kulturelles Wissen und andere kontextuelle → Variablen das Krankheitsverhalten beeinflussen. Zum Beispiel: „Was verstehen moslemische Patienten unter Gesundheitsfürsorge?“ oder „Was heißt es, in einem Pflegeheim zu leben?“

Die → teilnehmende Beobachtung ist hier die zentrale Strategie zur Datenerhebung. Neben der Beobachtung wird meist noch zusätzliches Material durch teilstrukturierte oder → offene Interviews, → Dokumentenanalysen etc. gesammelt und ausgewertet. Es handelt sich dabei meist um Methodentriangulation (→ Triangulation, → methodeninterne Triangulation).

Während der gesamten Arbeit im Forschungsfeld werden → Feldnotizen gemacht und ein → Feldtagebuch geführt. Die sogenannten Feldnotizen dienen dazu, die Vorgänge im Feld festzuhalten. Im Feldtagebuch werden die eigenen Gefühle, die man während der Arbeit im Forschungsfeld empfindet, aufgeschrieben; dies dient der eigenen Reflexion. Das Forschungsfeld wird verlassen, wenn man erkennt, dass die Forschungsfrage beantwortet ist und man keine neuen Informationen mehr bekommt (→ Datensättigung).

Ethnografische Forschung wird oft synonym mit dem Begriff qualitative → Feldforschung verwendet.

Beispiel
„Fremde Welt Pflegeheim": Ziel dieser Arbeit war es, ein möglichst vollständiges und detailliertes Bild vom Alltag eines Pflegeheims zu erhalten und das Zusammenleben und Zusammenarbeiten dort in einem ganzheitlichen Sinn zu erfassen. Die Autorin der Studie führte in dem Pflegeheim 15 Monate lang → teilnehmende Beobachtungen durch und legte über 50 Gedächtnisprotokolle an: Sie beschreiben Arbeitsabläufe, Ereignisse, Gesprächssequenzen etc. Der Schwerpunkt lag dabei auf der Interaktion. Ergänzt wurden diese Beobachtungen durch → Interviews und Tonbandaufzeichnungen der Schichtübergaben (🕮 Koch-Straube 1997).

etisch, etische Perspektive (etic, etic perspective): die Bezeichnung für die Sichtweise auf eine Kultur und die in ihr agierenden Personen von einem äußeren Standpunkt aus. Die kontrastierende Sichtweise, die „Innenperspektive", wird → emisch genannt. Der Begriff spielt in der → Ethnografie eine wichtige Rolle.

Evaluation (evaluation): Bewertung, Bestimmung des Wertes oder des Nutzens einer Maßnahme, einer Entwicklung, einer Struktur etc.

Evaluationsforschung (evaluation research): die Anwendung wissenschaftlicher Forschungsmethoden und -verfahren zur Bewertung von Programmen, Arbeitsmethoden, Behandlungen, Dienstanweisungen etc.

Evaluationsstudien können formativ oder summativ sein. Bei der formativen, d. h. gestaltenden Evaluation wird die Durchführung eines Programms geprüft. Dabei geht es in erster Linie um die Bewertung des Prozesses, weniger um die Ergebnisse. Summative Evaluation meint die Bewertung der Ergebnisse. Diese beiden Formen der Evaluation sind in der Praxis nicht immer eindeutig zu trennen. In vielen Studien sind formative und summative Evaluation gemischt.

In Evaluationsstudien setzt man – je nach Fragestellung und Bedarf – quantitative und/oder qualitative Methoden ein. Die gewonnenen Daten beziehen sich jedoch immer auf ein ganz bestimmtes Programm und auf ein spezifisches Umfeld. Die Ergebnisse sind daher in erster Linie für die jeweilige Situation relevant und nur für sie umsetzbar. Sie können nicht einfach auf ein anderes Umfeld übertragen werden.

Evidence-based Nursing, EbN (evidence-based nursing): „die Nutzung der derzeit besten wissenschaftlich belegten Erfahrungen" (🕮 Behrens/Langer 2004, S. 21) als Grundlage für Praxisentscheidungen in der individuellen Pflegesituation. Diese wissenschaftlich belegten Erfahrungen werden der aktuellen internationalen Forschungsliteratur entnommen, die nach methodologischen Qualitätskriterien bewertet wird (→ Evidenzgrad, → Evidenzhierarchie) (vgl. ebd.). Hat man in den Anfängen in Anlehnung an Evidence-based Medicine den Schwerpunkt auf die „research-evidence“ gelegt, so sehen neue Denkansätze in der Pflege Evidence-based Nursing als einen Problemlösungsprozess in der klinischen Pflege, der den gewissenhaften Gebrauch der gegenwärtig besten Beweislage aus der Forschung mit der klinischen Expertise der Pflegenden und der Patientenperspektive unter Berücksichtigung des Kontextes – z. B. der Institution – in sich vereinigt.

Evidence-based Practice (evidence-based practice): forschungsbasierte Praxis (→ Evidence-based Nursing).

Evidenz (evidence): hier wissenschaftlicher Nachweis, wissenschaftlicher Beleg. Der deutsche Ausdruck Evidenz ist dem lautlich gleich klingenden englischen Begriff „evidence“ nachgebildet, der jedoch eine andere Bedeutung hat. Im Deutschen bedeutet Evidenz eigentlich Offensichtlichkeit. Im Zusammenhang mit → Evidence-based Nursing wird das englische „evidence“ häufig fälschlich mit Evidenz übersetzt, was in diesem Zusammenhang jedoch „wissenschaftlicher Nachweis“, „wissenschaftlicher Beleg“ bedeuten soll.

Evidenzgrad (level of evidence): der Grad wissenschaftlich fundierter → Verallgemeinerbarkeit einer Studie, gemessen an ihren methodologischen Merkmalen. Die einzelnen Designs (→ Forschungsdesign) sind nach ihrem Evidenzgrad in sogenannten → Evidenzhierarchien geordnet. Neue Überlegungen jedoch führen weg von der traditionellen hierarchisierten Einstufung der Evidenzgrade hin zu einer Einschätzung jedes Designs in einem Kontinuum von niedrig bis hoch (vgl. 🕮 Rycroft-Malone et al. 2002, S. 179). Es gibt etwa 20 verschiedene, zuverlässige Kriterienraster zur Beurteilung der methodologischen Merkmale von empirischen Studien (→ empirische Forschung) (AHRQ 2002).

Evidenzhierarchien (hierarchies of evidence): ein Ordnungssystem verschiedener → Forschungsdesigns nach dem Grad ihrer wissenschaftlichen → Verallgemeinerbarkeit oder ihrem → Evidenzgrad. Traditionelle Evidenzhierarchien orientieren sich an einem naturwissenschaftlichen Verständnis von wissenschaftlichen Belegen für medizinische Interventionen. So wird dem Design des → randomisiert-kontrollierten Experiments (RCT) die höchste Beweiskraft zugesprochen. Darüber stehen nur noch → systematische Reviews und → Metaanalysen, die mehrere RCTs zu einem Thema vereinen. Diese können jedoch nur für Fragen nach → Effektivität und → Wirksamkeit von Interventionen, Handlungen etc. gelten. Empfehlungen in Leitlinien werden üblicherweise nach den Evidenzhierarchien der ihnen zugrunde liegenden Studien in → Evidenzklassen eingestuft.

Neue Evidence-based-Nursing-Ansätze (→ Evidence-based Nursing) stellen eigene Evidenzhierarchien für qualitative und deskriptive (→ qualitative Forschung, → deskriptive Forschung) Fragestellungen auf. Die US-amerikanische Agency for Healthcare Research and Quality (AHRQ) beispielsweise hat sieben verschiedene Systeme zur Hierarchisierung von Evidenzgraden identifiziert.

Evidenzklassen (class of evidence): Mittel zur Einstufung von Empfehlungen nach dem Grad der wissenschaftlichen → Verallgemeinerbarkeit in Klassen.

Empfehlungen in Leitlinien, die in der Regel medizinischer Herkunft sind, werden üblicherweise nach drei Evidenzklassen eingestuft. Die US-amerikanische Agency for Health Care and Policy Research (AHCPR) und die Scottish Intercolleagiate Guidelines Network (SIGN) empfehlen drei Klassen. A: Die Empfehlung ist belegt durch schlüssige Literatur von insgesamt guter Qualität mit mindestens einer → RCT-Studie; B: Die Empfehlung ist belegt durch gut durchgeführte, nichtrandomisierte klinische Studien; C: Die Empfehlung ist belegt durch Berichte oder Meinungen in Expertengremien oder Konsensuskonferenzen.

Experiment (experiment): ein → Forschungsdesign zur Erforschung von Ursache- und Wirkungszusammenhängen, das in den Naturwissenschaften entwickelt wurde. Es wird dabei untersucht, inwieweit eine → Variable (→ unabhängige Variable) eine Situation, einen Zustand oder ein Verhalten (→ abhängige Variable) beeinflusst, indem man zwei oder mehr Gruppen aus einer → Population miteinander vergleicht. Die Beziehung dieser Variablen zueinander wird in einer → Hypothese formuliert. Dabei wird eine Gruppe (Versuchsgruppe, Experimentalgruppe) einer Veränderung unterzogen (→ Manipulation), die andere Gruppe, bei der nichts verändert wird, dient als Vergleich (Kontrollgruppe).

Kennzeichen eines „klassischen" Experiments sind:

1. → Randomisierung, d. h. die Zuordnung der Versuchspersonen zur Versuchsgruppe und zur Kontrollgruppe nach einem Zufallsschema;
2. → Manipulation, d. h. Veränderung der unabhängigen Variablen;
3. → Kontrolle, d. h. Maßnahmen, die die Bedingungen, unter denen eine Untersuchung durchgeführt wird, konstant halten sollen;
4. → Messung der abhängigen Variablen.

Ist eines dieser Kennzeichen nicht vorhanden, z. B. die Randomisierung, so spricht man von einem quasi-experimentellen Design oder einem → Quasi-Experiment.

Wird die abhängige Variable vor und nach der Intervention gemessen, bezeichnet man dies als → Prätest-Posttest-Design, bei alleiniger Messung nach der Intervention ist von einem → Nur-Posttest-Design die Rede. Es gibt auch weitere Variationen des experimentelles Designs, z. B. das → Cross-over-Design oder das → Vier-Gruppen-Design. Wenn ein Experiment unter völlig kontrollierten Bedingungen in einer künstlich geschaffenen Umgebung stattfindet, spricht man von einem → Laborexperiment, wenn es hingegen in einem natürlichen Umfeld stattfindet, von einem Feldexperiment.

Je strenger die obigen Kennzeichen eingehalten werden, desto höher ist die → interne Validität. Wie gut die erzielten Ergebnisse auf „natürliche" Situationen übertragen werden können (→ externe Validität), muss sehr genau überprüft werden.

Experiment, klinisches: → klinisches Experiment.

Experimentalgruppe, Versuchsgruppe (experimental group): jene Gruppe von Personen, die in einer experimentellen Studie (→ Experiment) den experimentellen Interventionen ausgesetzt sind.

experimentelle Forschung: → Experiment.

Experteninterview (expert interview): eine → Befragung von Personen, die als ExpertInnen in einem bestimmten Fachgebiet oder in Bezug auf eine bestimmte Fragestellung gelten. Das Experteninterview ist eine gute Methode, um komplexe Wissensbestände zu erforschen und zu rekonstruieren; es dient zur Ermittlung von Kontextwissen. In der Forschung wird es oft in der explorativen Phase eingesetzt (→ Exploration), z. B. zur Entwicklung oder Validierung eines → Konzepts. Meist handelt es sich dabei um → halb standardisierte Interviews mit einem sehr konkreten → Interviewleitfaden.

Exploration (exploration): Erkundung eines Untersuchungsgegenstandes, eines Untersuchungsobjekts, eines Forschungsfeldes, über das noch wenig Wissen und wenige Informationen zur Verfügung stehen. Eine explorative Phase dient im Vorfeld eines Forschungsprojekts zur Eingrenzung und Präzisierung von → Forschungsfragen, zur Hypothesenbildung (→ Hypothese) oder zur Planung des → Forschungsdesigns und des Vorgehens. Dazu werden meist offene, unstrukturierte Methoden wie → offene Interviews und → unstrukturierte Beobachtungen (→ Feldbeobachtung) eingesetzt. Oft wird die explorative Phase wie eine eigene Studie behandelt und explorative Studie oder Studie mit explorativem Charakter bzw. Design oder → Pilotstudie genannt.

Exposition (exposure): in der → Epidemiologie benutzte Bezeichnung der Art, evtl. auch der Dauer und Intensität, in der eine beschriebene → Population einem → Risikofaktor oder anderen Einflüssen ausgesetzt ist, bei denen ein Zusammenhang mit der Entstehung von Gesundheitsproblemen angenommen wird (→ Risikopopulation).

Ex-post-facto-Forschung (ex-post-facto research): nichtexperimentelle Forschung (→ nichtexperimentelles Design), bei der die Veränderung der unabhängigen Variablen bereits vor der Studie stattgefunden hat (→ retrospektive Studie; lat. ex post facto: aus dem vergangenen Faktum heraus). Es handelt sich dabei um Korrelationsforschung, d.h. es geht dabei um die Erforschung der Beziehung zwischen abhängiger und unabhängiger Variable (→ Korrelationsstudie). Da dieses Design (→ Forschungsdesign) jedoch keine → Kontrolle der unabhängigen Variablen erlaubt, kann man – anders als beim → Experiment – nur schwer von einer ursächlichen Beziehung zwischen den Variablen ausgehen.

externe Validität (external validity): der Ausdruck dafür, inwieweit, für wen und in welchem Setting Forschungsresultate verallgemeinert werden können. Der Begriff externe Validität bezieht sich also auf die → Verallgemeinerbarkeit der Forschungsergebnisse und ist daher ein Maß für die Relevanz einer Studie. Eine Gefährdung der externen Validität kann gegeben sein durch die Inadäquatheit des Stichprobendesigns (→ Selektionseffekte); durch das → Setting, etwa wenn dieses zu weit von der Realität entfernt ist, wie es z.B. in einer Laborsituation der Fall ist, und dadurch die Verallgemeinerbarkeit infrage gestellt wird; durch → Reaktivitätseffekte wie z.B. → Prätest-Effekt oder → Hawthorne-Effekt; oder durch zeitliche Einflüsse, z.B. wenn die untersuchten Phänomene zwischen Durchführung und Publikation der Studie starken Veränderungen ausgesetzt waren und die Ergebnisse evtl. nicht mehr relevant und generalisierbar sind. Eine bezüglich Größe und Auswahlverfahren adäquate → Stichprobe ist Grundvoraussetzung zur Gewährleistung der externen Validität.

Interne und externe Validität hängen zusammen und können einander auch beeinflussen. So können z.B. zu enge Auswahlkriterien, die den Einfluss der Selektion auf die → interne Validität senken sollen, die externe Validität gefährden, da dadurch eine zu spezifische Stichprobe entstehen würde und damit die Verallgemeinerung der Ergebnisse nur bedingt gewährleistet wäre.

F

Faktorenanalyse (factor analysis): ein datenreduzierendes Verfahren mit dem Ziel, zusammenhängende, metrisch skalierte → Variablen in einem Assessmentinstrument oder → Fragebogen zu identifizieren und zu „sinnvollen" Faktoren (Dimensionen bzw. latente Variablen) zusammenzufassen. Dies geschieht, indem zusätzliche künstliche Variablen (Faktoren, Dimensionen) aus den bestehenden Variablen berechnet werden. Zusammenhängende Variablen, d. h. solche, die untereinander stark → korrelieren, werden zu einem Faktor (einer Dimension) zusammengefasst. Variablen aus unterschiedlichen Faktoren sind mehr oder weniger unabhängig und korrelieren daher nicht bzw. nur sehr schwach miteinander.

Fallbeschreibung (case report): ist eine – oft → retrospektive – Beschreibung von Behandlungsverfahren/Interventionen etc. an einer Person oder einer definierten Einheit.

Fall-Kontroll-Studie (case-control study): eine → retrospektive → Querschnittstudie mit → Vergleichsgruppen: Fälle und Kontrollen. Zuerst wird die Fallgruppe aus Personen zusammengestellt, die das gesundheitsbezogene Ereignis/die Krankheit bzw. die zu erklärende → Variable oder den → Outcome aufweisen. Der Fallgruppe werden Personen ohne diese Variable als → Kontrollgruppe zugeordnet. Wichtig dabei ist, dass die Kontrollgruppe der Fallgruppe insofern gleicht, als die Kontrollen auch als Fälle hätten ausgewählt werden können, wenn sie die zu erklärende Variable gehabt hätten (→ Matching). Retrospektiv wird nun untersucht, ob die Fälle die gleiche Häufigkeit an → Risikofaktoren aufweisen wie die Personen der Kontrollgruppe.

Beispiel

Bei der Untersuchung zur Erklärung der schweren Extremitätenanomalien bei Säuglingen, die 1959/60 in der BRD geboren wurden, wurden 46 Mütter von Kindern mit Anomalien mit 300 Müttern verglichen, deren Kinder im gleichen Zeitraum, jedoch ohne Anomalien geboren worden waren. Das Ergebnis zeigte, dass 41 Mütter der Kinder mit Anomalien in der frühen Schwangerschaft Thalidomid (Contergan) eingenommen hatten, während dies bei keiner der 300 Kontrollmütter der Fall war (📖 Mellin/Katzenstein 1962).

Fallstudie: → Einzelfallstudie.

Fallzahlschätzung, Poweranalyse (power analysis): ein statistisches Verfahren zur Bestimmung der für eine empirische (quantitative) Untersuchung (→ empirische Forschung) benötigten Stichprobengröße (UntersuchungsteilnehmerInnen, → ProbandInnen, PatientInnen).

Allgemein gilt: Je größer die nachzuweisende → Effektstärke, desto weniger StudienteilnehmerInnen werden benötigt, um eine fest vorgegebene → Teststärke (Power) zu gewährleisten. Mit anderen Worten: Wenn es tatsächlich einen relevanten Unterschied zwischen → Kontroll- und Experimentalgruppe (→ Experiment) gibt, so gibt die Fallzahlschätzung darüber Auskunft, wie viele ProbandInnen man benötigt, um diesen Unterschied mit der zuvor festgelegten Wahrscheinlichkeit 1–β nachzuweisen.

Falsifikation: → kritischer Rationalismus.

Fehler erster Ordnung: → Alpha-Fehler.

Fehler zweiter Ordnung: → Beta-Fehler.

Fehlschluss: → Artefakt.

Fehlschluss, ökologischer: → ökologischer Fehlschluss.

Feldbeobachtung: → Beobachtung.

Feldexperiment: → Experiment.

Feldforschung (field work, field methods): Forschung, bei der die Daten im Feld, d.h. in der natürlichen Umgebung der zu Beforschenden gesammelt werden. Die Forscherin will die Personen, ihr Verhalten, ihre Rollen und Beziehungen in dem Umfeld studieren, in dem sich diese Menschen auch sonst bewegen. Eine zentrale Methode dabei ist die → Beobachtung (meist → teilnehmende Beobachtung). Der Begriff Feldforschung wird hauptsächlich mit der → qualitativen Forschung und hier insbesondere mit dem ethnografischen Ansatz (→ Ethnografie) in Zusammenhang gebracht. Die Begriffe ethnografische Forschung und Feldforschung werden manchmal sogar synonym verwendet. Die Bezeichnung Feld für die natürliche Umgebung der Beforschten wird aber auch im Zusammenhang mit → quantitativer Forschung verwendet (z.B. → Feldexperiment oder → Feldbeobachtung).

Feldnotizen (field notes): die Aufzeichnungen der Forscherin im Rahmen von → unstrukturierten Beobachtungen zur Beschreibung von Beobachtungen im Forschungsfeld (→ Ethnografie, → Grounded Theory).

Feldstudie: → Feldforschung.

Feldtagebuch (field diary, research diary): die Aufzeichnung der eigenen Gefühle und Eindrücke, die man während der Arbeit im Forschungsfeld empfängt. Dies dient weniger der Datenauswertung als der eigenen Reflexion und ist ein wichtiges Qualitätskriterium zur Kontrolle des Einflusses der eigenen Gefühle auf die Interpretation der Daten. Feldtagebücher sind Bestandteil der ethnografischen Methode (→ Ethnografie).

Fokus-Gruppeninterview (focus-group interview): eine → mündliche Befragung, die auf eine bestimmte → Forschungsfrage fokussiert ist und bei der die Analyseeinheit eine Gruppe von Personen und nicht das Individuum ist.

fokussiertes Interview (focused interview): eine Form des → qualitativen Interviews, das ursprünglich für die Medienforschung entwickelt wurde. Im Mittelpunkt dieser Interviewform steht eine Situation, die alle Befragten erlebt haben. Die Forscherin beobachtet und analysiert diese Situation und entwickelt danach einen → Interviewleitfaden. Ziel ist es, zu erfahren, wie die befragte Person die Situation persönlich (subjektiv) erlebt hat.

Folgerichtigkeit (auditability): ein → Gütekriterium der → qualitativen Forschung. Es zeigt, ob die Arbeit von der → Forschungsfrage bis zur Auswertung nachvollziehbar ist. Dies ist durch genaue Verfahrensdokumentation zu erreichen.

Follow-up-Studie (follow-up study): Studie, bei der nach einer ersten Datenerhebung mindestens eine weitere Datenerhebung zu einem späteren Zeitpunkt folgt (→ Longitudinalstudie, → Kohortenstudie).

Forschung, angewandte: → angewandte Forschung.

Forschung, biografische: → biografische Forschung.

Forschung, deskriptive: → deskriptive Forschung.

Forschung, empirische: → empirische Forschung.

Forschung, experimentelle: → Experiment.

Forschung, klinische: → klinische Forschung.

Forschung, naturalistische: → naturalistische Forschung.

Forschung, phänomenologische: → phänomenologische Forschung.

Forschung, qualitative: → qualitative Forschung.

Forschung, quantitative: → quantitative Forschung.

Forschungsanwendung (research utilization): der Prozess der Verbreitung und des Gebrauchs von Wissen, das durch Forschung gewonnen wurde, um eine Neuerung oder Veränderung in der Praxis zu bewirken. Dieser Prozess beinhaltet, vereinfacht gesehen, drei Schwerpunkte, nämlich das Lesen, das kritische Bewerten des Gelesenen und das Umsetzen des neuen Wissens in die Pflegepraxis. Dies kann in fünf Phasen beschreiben werden:
Phase I: Identifikation des Problems, Fragenformulierung (→ PIKE-Schema);
Phase II: Recherche, Kritik, Synthese der Ergebnisse;
Phase III: Planung der Neuerung;
Phase IV: Erprobung in der Praxis; → Evaluation;
Phase V: Einführung in die Praxis, Entwicklung von Strategien zur Erhaltung der Neuerung in der Praxis.

Forschungsdesign (research design): die Untersuchungsanordnung, die das Vorgehen bei der Forschungsarbeit bestimmt.

Der Terminus Design ist prinzipiell ein den konkreten Erhebungs- und Auswertungsmethoden übergeordneter Begriff. Ein Design kann nach unterschiedlichen Gesichtspunkten betrachtet werden, je nachdem, was im Vordergrund steht. Zum Beispiel können Designs, bei denen unter kontrollierten Bedingungen → Variablen verändert werden (→ Experiment), von Designs unterschieden werden, bei denen dies nicht der Fall ist (nichtexperimentelle Forschung; siehe → nichtexperimentelles Design). Man kann den Blickwinkel auch auf den Zeitpunkt der Datenerhebung oder auf den Zweck der Studie richten.

Bei der Beschreibung oder Zuordnung von Studiendesigns orientiert man sich an folgenden Fragestellungen:

1. Was ist der Zweck oder das Ziel der Studie?
   Ziel einer Studie kann es sein, etwas zu beschreiben (→ deskriptives Design) oder auch Unterschiede bzw. Perspektiven zu analysieren (analytisches, experimentelles Design).
2. Wann und wie oft werden Daten erhoben (Zeitpunkt der Datenerhebung)?
   Man kann hier nach der Frage unterscheiden, wann und wie oft Daten erhoben werden (→ Querschnittstudie, → Längsschnittstudie) oder zu welchem Zeitpunkt die relevanten Variablen auftreten. Sucht man in einer Studie zeitlich rückwärtsgerichtet nach einer Ursache oder einem Einfluss, dann spricht man von → retrospektiven Studien. Sucht man zeitlich vor-

wärtsgerichtet nach einer Wirkung oder dem Auftreten einer Verhaltensweise, so nennt man dies prospektives Design (→ prospektive Studie).

3. Findet eine → Manipulation statt oder nicht?
Unter Manipulation wird hier die bewusste, kontrollierte Veränderung (→ Kontrolle) eines Zustands oder das Durchführen einer bestimmten Intervention zur Überprüfung eines Ursache-Wirkungs-Zusammenhangs verstanden. Findet Manipulation statt, spricht man von experimentellen oder quasi-experimentellen Designs (→ Experiment, → Quasi-Experiment), findet sie nicht statt, spricht man von → nichtexperimentellen Designs.

Forschungsentwurf: → Forschungsplan.

Forschungsethik (research ethics): eine spezielle Richtung der → Ethik, die sich damit beschäftigt, wie die Menschenwürde und Menschenrechte von ForschungsteilnehmerInnen gewahrt werden können. Sie thematisiert die Frage, welche ethisch relevanten Auswirkungen die Intervention einer Forscherin auf die → Probandin haben können und welche Maßnahmen zum Schutz der an Forschung teilnehmenden Personen getroffen werden können. Die drei Grundprinzipien, an denen die ethische Vertretbarkeit von Studien geprüft wird, lauten:

1. Umfassende Information und freiwillige Zustimmung aller → TeilnehmerInnen (freiwillige Teilnahme); → informierte Zustimmung;
2. → Anonymität;
3. Schutz der Einzelnen vor eventuellen psychischen und physischen Schäden.

Forschungsethische Richtlinien sind in eigenen Kodizes (→ Ethikkodex) festgehalten. Die Einhaltung dieser Prinzipien wird von → Ethikkommissionen geprüft, die den Forschenden in ethischen Fragen beratend zur Seite stehen.

Forschungsfrage (research question): die ausdrückliche Frage nach einem bestimmten wissenschaftlichen Problem. Dieses soll infrage gestellt, untersucht und analysiert werden, sodass neue, nützliche Informationen erzielt werden können. Forschungsfragen schließen immer an irgendeinem Erkenntnisaspekt der Wissenschaft an und sind theoretische Fragen, deren Beantwortung einen Beitrag zur Entwicklung von → Theorie leisten muss. Sie sollten folgende Kennzeichen haben:

1. Relevanz: Relevanz bezieht sich hier auf den Gegenstandsbereich der Pflegewissenschaft, d. h. die Fragen sollten einen Nutzen für die Praxis haben oder zur Weiterentwicklung einer bestimmten Theorie beitragen;
2. Erforschbarkeit: die Fragen müssen im Rahmen der Untersuchung, unter den gegebenen Umständen und mit den vorhandenen Mitteln beantwortet werden können.

Forschungsfragen quantitativer Arbeiten (→ quantitative Forschung) sollten darüber hinaus gekennzeichnet sein von

3. Begrenztheit auf einen kontrollierbaren Bereich;
4. Präzision, d.h. es sollte klar sein, welche → Variablen untersucht werden;
5. Operationalisierbarkeit der Begriffe, d.h. alle Variablen, die man in der Untersuchung erfassen möchte, müssen genau definiert werden, damit sie – z.B. in einem → Fragebogen – umgesetzt werden können bzw. damit die richtige physikalische Messmethode gewählt wird (→ Operationalisierung).

Beispiel

- Gibt es eine Beziehung zwischen depressiven Symptomen und der Wiedereinstiegsrate in den Beruf bei PatientInnen nach Herzoperationen?
- Welche Motive haben Jugendliche, wenn sie sich für den Pflegeberuf entscheiden? Unterscheiden sich diese von Motiven für einen anderen Gesundheitsberuf? Beeinflussen Faktoren wie Alter, sozialer Status der Familie, Schulbildung, Beruf der Eltern die Motive?

Forschungsfragen in qualitativen Arbeiten (→ qualitative Forschung) hingegen sind weiter gefasst, um dem Prinzip der Offenheit von qualitativer Forschung zu entsprechen. Jede Art der → Operationalisierung von Begrifflichkeiten spricht für eine Prädeterminierung und eine deduktive Herangehensweise (→ Deduktion), die ebenfalls den Prinzipien der qualitativen Forschung widersprechen. Diese Forschungsfragen sind meist auf einen Erlebensaspekt, auf subjektive Situationen oder auf Erfahrungen ausgerichtet.

Beispiel

- Was bedeutet Hoffnung für den alten Menschen?
- Welcher Art ist das Körpererleben von Frauen nach einer Brustamputation?

Forschungshypothese, Alternativhypothese (research hypothesis, alternative hypothesis): eine → Hypothese, in der formuliert wird, dass es eine Beziehung zwischen der unabhängigen und der → abhängigen Variable gibt. Wenn durch die Studie signifikante (→ Signifikanz) Beweise für eine solche Beziehung gefunden werden, gilt die Forschungshypothese als nicht falsifiziert, d.h. sie gilt so lange als belegt, bis eine Widerlegung gefunden ist (→ kritischer Rationalismus).

Beispiel

KrebspatientInnen mit chronischen Schmerzen, die regelmäßig Musik mit positiver Suggestion zur Schmerzreduktion hören, berichten weniger über Schmerzen als diejenigen, die dies nicht hören.

Forschungsplan, Forschungsentwurf (proposal): ein Entwurf, der als wichtigsten Teil sämtliche Schritte des geplanten Forschungsprojektes (→ Forschungsprozess) und ihre Begründungen enthält und der den Umgang mit den ethischen Fragen (→ Ethik) in diesem Projekt beschreibt. Der Forschungsplan sollte auf einer ersten Literaturanalyse basieren, die die inhaltliche Fragestellung begründet und mit der das Design (→ Forschungsdesign) und die sonstige methodische Vorgehensweise erklärt wird.

Dem inhaltlichen Plan muss sich ein Zeitplan anschließen, in dem die Zeitdauer – meist angegeben in Monaten – für die einzelnen Schritte tabellarisch oder grafisch, z. B. als Balkendiagramm, dargestellt wird. Wird ein Forschungsplan als Antrag für Drittmittel oder als Angebot für eine Ausschreibung verfasst, muss er darüber hinaus die zu erwartenden Kosten aufführen, meist getrennt nach Personal- und Sachmittel.

Forschungsprozess (research process): die Bezeichnung für den Ablauf einer Forschungsarbeit. Der Forschungsprozess gliedert sich in fünf Phasen:
1. Planungsphase: das Erforschbar-Machen von Fragestellungen und die Bearbeitung der dafür notwendigen Fachliteratur;
2. Vorbereitungsphase: das Erstellen eines Untersuchungsplans;
3. Durchführungsphase: die Datenerhebung;
4. Auswertungsphase: die Datenauswertung;
5. Publikationsphase: die Datenverbreitung.

Im Detail gibt es zwischen → quantitativer und → qualitativer Forschung deutliche Unterschiede im Ablauf und in den Schwerpunkten des Forschungsprozesses – zumal es in der qualitativen Forschung schwierig ist, von einem einheitlichen Vorgehen (Forschungsprozess) zu sprechen, weil auch die einzelnen Ansätze innerhalb der qualitativen Forschung, z. B. → Grounded Theory oder → Ethnografie, unterschiedliche Vorgänge in der Durchführung beinhalten.

Frage, geschlossene: → geschlossene Frage.

Frage, offene: → offene Frage.

Fragebogen (questionnaire): ein Instrument zur Erhebung von Daten im Rahmen einer → Befragung. Entweder handelt es sich dabei um eine → schriftliche Befragung oder um ein → standardisiertes Interview (siehe auch → Interview). Bei einer schriftlichen Befragung werden den → ProbandInnen die Fragebögen gegeben oder postalisch zugesandt, damit sie diese selbst ausfüllen; bei einem standardisierten Interview werden die Fragen mündlich gestellt, und der Fragebogen wird von der Interviewerin ausgefüllt. Ein Fragebogen beinhaltet vorzugsweise → geschlossene Fragen.

Fragebogen, standardisierter: → standardisierter Fragebogen.

Fragereiheneffekt: → Halo-Effekt.

Fremdbeobachtung (–): ein wissenschaftliches Beobachtungsverfahren, bei dem fremdes Verhalten beobachtet wird (→ Beobachtung).

G

Gauß'sche Normalverteilung (normal curve): → Normalverteilung.

Gelegenheitsstichprobe (convenience sampling): die Auswahl der am leichtesten zugänglichen Personen für eine Studie. Dies ist eine Form der → Stichprobenauswahl, die nicht auf dem Zufallsprinzip beruht (→ Nicht-Zufallsstichprobe).

> **Beispiel**
> Die nächsten 100 PatientInnen, die mit der Diagnose Brustkrebs auf die chirurgische Abteilung kommen.

Generalisierung: → Verallgemeinerung.

gerichtete Hypothese (directional hypothesis, one-tailed hypothesis): eine → Hypothese, bei der die Richtung der prognostischen Beziehung zwischen den → Variablen in der Aussage enthalten ist. Diese Richtung kann mit den Worten „kleiner als", „größer als", „mehr", „weniger" etc. ausgedrückt werden.

> **Beispiel**
> Patienten nach abdominalen chirurgischen Eingriffen, die eine patientenkontrollierte Schmerzpumpe haben, berichten weniger über Schmerzen und haben einen geringeren Schmerzmittelverbrauch als solche, die erst auf eigenes Verlangen vom Pflegepersonal Schmerzmittel bekommen.

geschichtete Zufallsstichprobe, geschichtete Zufallsauswahl (stratified random sampling): eine Form der → Zufallsstichprobe, wobei man die Gesamtpopulation (→ Grundgesamtheit) zuerst in Gruppen aufteilt (schichtet) – z. B. nach der Verteilung von Männern und Frauen – und dann aus jeder Schichtung eine gleich große Zufallsstichprobe zieht. Dadurch ist die Gesamtstichprobe zwar im Hinblick auf die Geschlechterverteilung nicht mehr repräsentativ (disproportional), man kann jedoch annehmen, dass sie in jeder einzelnen Schicht repräsentativ ist.

geschlossene Frage (closed-ended question): eine Frage, bei der die Befragten ihre Antwort aus vorgegebenen Alternativen auswählen müssen.

gesteuerte Erhebung: → Nicht-Zufallsstichprobe.

gezielte Stichprobe, gezielte Auswahl (purposive sampling, judgemental sampling): eine Form der → Stichprobenauswahl, die nicht auf dem Zufallsprinzip beruht (→ Nicht-Zufallsstichprobe), sondern bei der absichtlich (gezielt) Stichprobenelemente ausgewählt werden, die typisch für eine bestimmte → Population sind – so wie bei der → Quotenstichprobe – oder die eine ungewöhnliche Gruppe repräsentieren. Eine andere Möglichkeit ist, wie beim → Schneeballverfahren Kontakt zu weiteren StichprobenteilnehmerInnen herzustellen.

Glaubwürdigkeit (credibility): ein → Gütekriterium der → qualitativen Forschung. Unter Glaubwürdigkeit versteht man die Korrektheit der Befunde aus der Sicht der → TeilnehmerInnen und anderer Mitglieder der Disziplin. Dahinter verbirgt sich die Frage, ob die Forscherin richtig interpretiert hat, d. h. ob sie mit ihrer Interpretation das getroffen hat, was die TeilnehmerInnen meinten.

Grounded Theory (grounded theory): eine Methode der qualitativen Sozialforschung mit dem Ziel, erklärende → Theorien für das menschliche Verhalten und für soziale Prozesse zu schaffen. Die Grounded Theory wurde von den amerikanischen Soziologen Barney Glaser und Anselm Strauss Anfang der 1960er-Jahre im Rahmen medizinsoziologischer Untersuchungen zum Thema Sterben entwickelt und basiert auf der Theorie des → symbolischen Interaktionismus. Die auf diese Weise geschaffenen Theorien werden direkt aus der Situation (dem Gegenstand) heraus entwickelt, d. h. sie sind in den Daten begründet („grounded").

Diese Methode kommt innerhalb der → qualitativen Forschung hauptsächlich dann zum Einsatz, wenn man an menschlichen Interaktionen in sozialen Prozessen interessiert ist, an Veränderungen innerhalb eines Zeitraums, in dem eine soziale Lage gemeistert werden muss. Die → Forschungsfragen sind daher meist aktions- oder veränderungsorientiert, z. B.: „Wie entsteht Vertrauen in der pflegerischen Beziehung?"

Das Besondere der Grounded Theory liegt in ihrer Vorgangsweise, da Datensammlung und Datenauswertung nicht nacheinander vor sich gehen, sondern einander abwechseln. Für die Datenauswertung wurde ein spezielles Vorgehen entwickelt, das dem prozesshaften Aufbau einer Grounded Theory entspricht, nämlich

1. → **offenes Kodieren:** wenn die ersten Daten vorliegen, werden sie Zeile für Zeile kodiert;
2. → **axiales Kodieren:** Untersuchung der Zusammenhänge zwischen den vorher gebildeten → Kategorien;
3. → **selektives Kodieren:** weitere Abstraktion und Identifikation bzw. Entwicklung der → Kernvariablen.

Während des Kodierprozesses werden die in den Daten identifizierten → Kodierungen und Kategorien kontinuierlich mit den bereits gewonnenen Daten verglichen (→ permanente vergleichende Analyse). Es erfolgt eine sogenannte theoretische → Stichprobenbildung, was bedeutet, dass man die → Stichprobe nicht vorab festlegt, sondern sie von den gewonnenen Daten abhängig macht.

Beispiel
Im Rahmen eines → Interviews über den „Prozess des Alleinseins" erzählt eine alte Dame, wie wichtig ihr Haustier bei der Bewältigung des Alleinseins für sie ist. In den bisherigen Interviews wurde die Rolle von Haustieren noch nicht erwähnt, sie scheint jedoch eine wichtige theoretische Information im Zusammenhang mit dem Prozess des Alleinseins zu sein. Daher fällt die Entscheidung, sich bei der weiteren Suche nach Interviewpartnerinnen speziell auf ältere Frauen zu konzentrieren, die auch ein Haustier haben (→ theoretical Sampling), um auf diese Weise die neue Information und deren Einfluss auf den Prozess des Alleinseins intensiver untersuchen zu können.

Grundgesamtheit, Population (population): die Gesamtheit aller Personen oder Dinge, die ein bestimmtes gemeinsames Merkmal aufweisen, z.B. alle Pflegekräfte mit dreijähriger Ausbildung in Deutschland.

Merkmale, die eine Population begrenzen, werden durch sogenannte Auswahlkriterien spezifiziert. Ein- und → Ausschlusskriterien legen fest, welche Personen als Mitglieder dieser Population qualifiziert sind. Die **Zielpopulation** ist die gesamte Population, an der die Forschenden interessiert sind; die **erreichbare Population** (accessible population) besteht aus jenen Fällen der Zielpopulation, die der Forscherin zugänglich sind.

Beispiel
Zielpopulation: alle an Diabetes erkrankten Menschen in Nordrhein-Westfalen.
Erreichbare Population: jene DiabetikerInnen, die PatientInnen in den Krankenhäusern Nordrhein-Westfalens sind oder eine bestimmte Ambulanz aufsuchen etc.

Grundlagenforschung (fundamental/basic research): Forschung, die sich mit der Überprüfung und Vervollkommnung von Erkenntnisgrundlagen und → Theorien einer Wissenschaft befasst.

Gruppeninterview, Gruppendiskussion (group interview): eine Sonderform der mündlichen Befragung (→ Interview), die mit mehreren → TeilnehmerInnen durchgeführt wird. Es ist das Gespräch einer Gruppe zu einem bestimmten Thema. Auf diese Weise können Ideen erforscht werden, die auf einer gemeinsamen Wahrnehmung der Wirklichkeit beruhen.

Die Ziele eines Gruppeninterviews sind:
1. Erkundung von Meinungen und Einstellungen der einzelnen TeilnehmerInnen der Gruppe;
2. Ermittlung von Meinungen und Einstellungen der ganzen Gruppe;
3. Feststellen der „öffentlichen" Meinung;
4. Erforschen von gruppenspezifischen Verhaltensweisen;
5. Erforschen von Gruppenprozessen, die zur Bildung einer bestimmten individuellen oder Gruppenmeinung führen.

Das Gruppeninterview wird hauptsächlich in der → qualitativen Forschung eingesetzt, kann aber auch ein Element → quantitativer Forschung sein.

Gültigkeit: → Validität.

Gütekriterien (research quality criteria): Maßstäbe, an denen die wissenschaftliche Qualität von Forschungsergebnissen gemessen werden kann.

Die „klassischen" Gütekriterien lauten → Objektivität, → Validität und → Reliabilität. Dies sind jedoch Kriterien der → quantitativen Forschung; sie können nicht ohne Weiteres zur Beurteilung → qualitativer Forschung herangezogen werden, da diese einen anderen → wissenschaftstheoretischen Hintergrund hat und andere Ziele verfolgt.

Anders als bei der quantitativen Forschung gibt es in der qualitativen Forschung keinen einheitlichen Kanon von Gütekriterien, der von allen ForscherInnen übereinstimmend anerkannt wird. Die qualitativen Gütekriterien werden je nach philosophischer Ausrichtung der jeweiligen Autorin (Wissenschaftlerin) etwas unterschiedlich beschrieben und weichen daher bezüglich Anzahl, Benennung und Priorität ein wenig voneinander ab. Sie beinhalten aber weitgehend ähnliche Grundaussagen. Beck bezieht sich auf die Kernelemente unterschiedlicher Gütekriterien qualitativer Forschung, wenn sie die drei Grundprinzipien der wissenschaftlichen Güte qualitativer Forschung folgendermaßen benennt: → Glaubwürdigkeit, → Folgerichtigkeit (Nachvollziehbarkeit) und → Angemessenheit (🕮 Beck 1993, S. 263–266).

H

Halbblindstudie: → Blindstudie.

halb standardisiertes Interview, halb strukturiertes Interview, semistrukturiertes Interview (semistructured interview): eine → mündliche Befragung, der ein → Interviewleitfaden zugrunde liegt. Dieser beinhaltet → offene Fragen, stellt eine Hilfestellung für die Interviewerin dar und gibt den Verlauf des Gesprächs vor; er wird aber flexibel eingesetzt, was die Reihenfolge und die Formulierung der Fragen betrifft. Zwischen- und Verständnisfragen, die nicht Bestandteil des Interviewleitfadens sind, dienen zur Vertiefung und Explikation der Gesprächsinhalte und tragen dazu bei, dass statt eines reinen Abfragens (wie beim → standardisierten Interview) ein Gespräch über das Thema zu Stande kommt. Das halb standardisierte Interview wird in vielen qualitativen Forschungsarbeiten zur Datenerhebung eingesetzt. Unter den Begriff halb standardisiert fallen Formen wie das → problemzentrierte Interview, das → fokussierte Interview oder das → Experteninterview.

Halo-Effekt, Ausstrahlungseffekt, Fragereiheneffekt (halo-effect): Bezeichnung für den Einfluss, den der Kontext, in dem eine Frage steht, auf die Beantwortung dieser Frage hat (Halo: der ausstrahlende Effekt des Mondlichtes, das um den Mond einen Hof bildet). Jede Frage eines Fragebogens kann durch die vorangegangenen Fragen beeinflusst werden, entweder durch die Beantwortung dieser Fragen oder durch die Fragen selbst. Einzelne Fragengruppen können nachfolgende Fragen auch „überstrahlen". Dieser Effekt entsteht dadurch, dass jede Frage durch andere Fragen in einen Sinnzusammenhang gestellt wird.

Beispiel
Die Beantwortung von Fragen, die sich mit dem Thema „Tragen von Handschuhen bei der Körperpflege eines Patienten" beschäftigen, wird unterschiedlich ausfallen, je nachdem, ob vorher die Themenbereiche „therapeutische Berührungen", „Nähe und Distanz" oder „Hygiene" abgehandelt wurden.

Halo-Effekte können auch bei Beobachtungen entstehen, wenn die Beobachterin Charakteristika in der Beobachtungssituation wahrnimmt, die durch vorherige Beobachtungen oder Erwartungen beeinflusst sind und zu einer Verzerrung führen.

Handlungsforschung: → Aktionsforschung.

Häufigkeitsverteilung (frequency distribution): die Zählung oder Darstellung dessen, wie häufig ein Ereignis auftritt. Das Ergebnis wird in absoluten Zahlen oder Prozent dargestellt.

Hawthorne-Effekt (Hawthorne-effect): ein → Fehlschluss, der die Ergebnisse einer Untersuchung verzerren bzw. zu falschen Rückschlüssen bei der Interpretation dieser Ergebnisse führen kann. Er besteht darin, dass allein das Bewusstsein, an einer wissenschaftlichen Untersuchung teilzunehmen, die → ProbandInnen dazu bringen kann, ihr Verhalten zu ändern.

Der Begriff Hawthorne-Effekt stammt aus → Experimenten, die man in einem Werk der Western Electric Cooperation in Hawthorne in den 20er-Jahren des 20. Jahrhunderts durchführte. Untersucht wurden die Wirkung verschiedener Arbeitsbedingungen wie Licht, das Abspielen von Musik oder veränderte Arbeitszeiten auf die Produktivität der Beschäftigten. Die Produktivität stieg jedoch unabhängig von der eingeführten Verbesserung, d. h. es war egal, ob die Beleuchtungsverhältnisse verbessert oder verschlechtert wurden. Daraus zog man den Schluss, dass die Steigerung der Produktion nicht auf die veränderten Arbeitsbedingungen zurückzuführen war, sondern auf die Tatsache, dass die Arbeitenden im Mittelpunkt einer Untersuchung standen (🕮 Polit/Beck/Hungler 2004, S. 183; 🕮 LoBiondo-Wood/Haber 2005, S. 314).

Der Hawthorne-Effekt kann die → interne und die → externe Validität einer Untersuchung gefährden.

Healthy-Worker-Effekt (healthy-worker effect): ein ursprünglich in arbeitsepidemiologischen (→ Epidemiologie) Untersuchungen beobachteter Effekt, der darin besteht, dass ArbeiterInnen, die Bedingungen ausgesetzt sind, von denen man annimmt, dass sie gesundheitsschädlich sind, geringere → Morbiditäts- oder Mortalitätsraten aufweisen als diejenigen, die diesen Bedingungen nicht ausgesetzt sind.

Beispiel
Wird die Sterblichkeitsrate (→ Mortalitätsrate) einer bestimmten Gruppe von ArbeiterInnen untersucht, so zeigt sich, dass sie niedriger ist als die der Gesamtbevölkerung. Sie liegt oft bei nur 70 bis 90 %, d. h. die untersuchten ArbeiterInnen leben länger als die Vergleichsbevölkerung.

Zu erklären ist dies nicht etwa damit, dass die Arbeitsbedingungen der Untersuchten gesundheitsfördernd sind, sondern damit, dass man Kranke und Beeinträchtigte nicht mehr in der Gruppe der ArbeiterInnen findet, weil sie längst ausgeschieden sind. Dieser Effekt ist auch übertragbar auf die Morbiditätsindikatoren im Vergleich zwischen exponierten und nichtexponierten ArbeiterInnen.

Beispiel
Krankenschwestern zwischen 40 und 50 Jahren, die seit dem Ende ihrer Ausbildung ununterbrochenen im Krankenhaus berufstätig sind, haben weniger Rückenschmerzen als Krankenschwestern aus derselben Ausbildungszeit, die nicht mehr in der Pflege arbeiten.

Um Fehlinterpretationen zu vermeiden, muss der Healthy-Worker-Effekt bei Interpretationen derartiger Gruppenvergleiche in Betracht gezogen werden (→ Artefakt).

Hermeneutik (hermeneutics): die Lehre vom Verstehen bzw. die Kunst der Auslegung oder der Interpretation. Grundsätzlich steht der Begriff Hermeneutik für eine Reihe unterschiedlicher philosophischer Denkrichtungen bzw. methodischer → Konzepte für den verstehenden Umgang mit Texten (z. B. → objektive Hermeneutik) und mit anderen Ausdrucksformen, z. B. Kunstwerken. Diese „verstehende" Auseinandersetzung mit den subjektiven Lebensäußerungen von Menschen macht auch den Hauptunterschied zu den analytischen Methoden aus, die nicht zu verstehen, sondern zu erklären versuchen. Hauptvertreter der verschiedenen Richtungen der Hermeneutik sind u. a. Friedrich Schleiermacher, Hans-Georg Gadamer, Martin Heidegger und Jürgen Habermas.

Hermeneutik, objektive: → objektive Hermeneutik.

hermeneutischer Zirkel, Zirkel des Verstehens, hermeneutische Spirale (hermeneutic circle): eine Bezeichnung für die Interpretation eines Textes in Form einer fortschreitenden Annäherung an seinen Sinn (→ Hermeneutik), wobei diese Annäherung das eigene Wissen – z. B. Vorerfahrung, Tradition, kulturelle Einflüsse – zum Ausgangspunkt hat (siehe Grafik). Diese „Vorwegnahmen" oder „beeinflussenden Annahmen" (a) bringt die Forscherin mit, wenn sie die Interpretation eines Textes oder der Aussage eines Individuums (b) vornimmt. In der Folge kann die Interpretation des Textes oder der Aussage die Wahrnehmung und die Annahmen der Forscherin beeinflussen (c), was wiederum die grundsätzlichen Vorwegnahmen der Forscherin verändern kann (d).

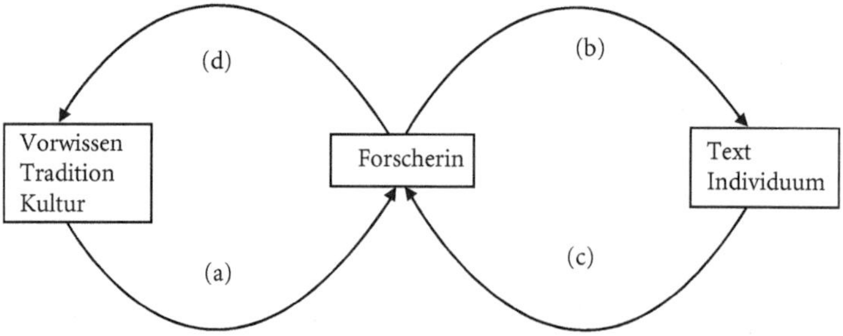

Abb. 3: Hermeneutischer Zirkel (in Anlehnung an 🕮 Schwandt 1997, S. 64)

Histogramm (histogram): die grafische Darstellung der → Häufigkeitsverteilung primär von metrischen (kontinuierlichen) Daten. Hierbei werden nahe zusammenliegende Werte in Klassen zusammengefasst. Für die Anzahl der Klassen gibt es unterschiedliche Empfehlungen wie beispielsweise die $\sqrt{n}$-Regel (Wurzel aus der Zahl der vorliegenden Messwerte; 🕮 Lange/Bender 2001). Ungeachtet des Fehlens verbindlicher Regeln für die Wahl der Klassenbreite kann das Gesamterscheinungsbild durch die Klassenbreite und damit die Anzahl der Klassen deutlich beeinflusst werden.

Im Unterschied zum → Balkendiagramm (Stabdiagramm) gibt es zwischen den einzelnen Säulen keine Lücke – d. h. es handelt sich um aneinander stoßende Rechtecke –, und die absolute bzw. relative Häufigkeit wird nicht durch die Länge der Säulen, sondern durch deren Fläche – d. h. durch ein Rechteck aus Höhe und Klassenbreite – definiert. Diese Unterscheidung kommt jedoch nur bei unterschiedlichen Klassenbreiten zum Tragen. In diesem Fall bestimmt sich die Höhe des Rechtecks aus der Klassenhäufigkeit, geteilt durch die Klassenbreite (Häufigkeitsdichte).

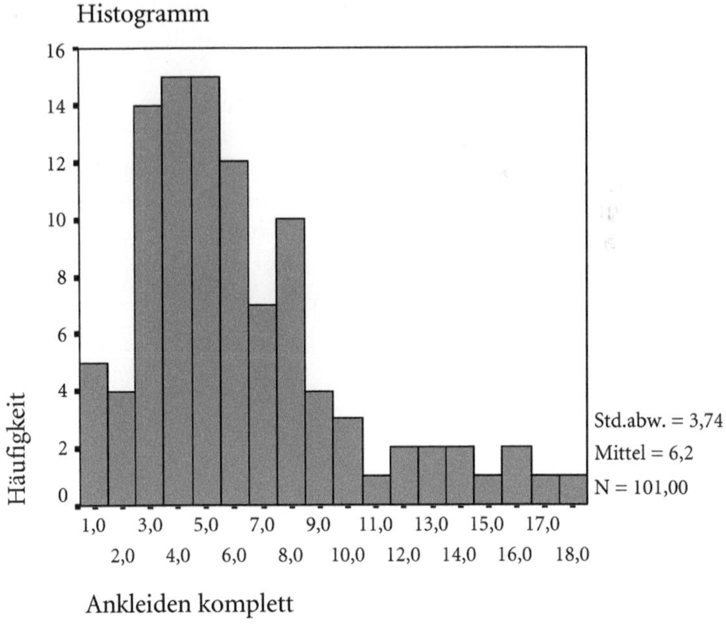

Abb. 4: Zeitdauer des Ankleidens Pflegebedürftiger durch pflegende Angehörige (🕮 Bartholomeyczik et al. 2001, S. 102)

History-Effekt, säkularer Trend (history effect): der nicht geplante und nicht beeinflussbare Einfluss eines innerhalb oder außerhalb der Forschung stehenden Ereignisses, d. h. eines aktuellen Geschehens, auf die → abhängige Variable. Dieser Effekt kann besonders bei Langzeitstudien zum Tragen kommen.

Beispiel
Es wird untersucht, ob ein spezielles Gesundheitsförderungsprogramm Auswirkungen auf die Inanspruchnahme von Brustkrebsvorsorgeuntersuchungen hat. Während der Studie erkrankt eine sehr prominente Schauspielerin an Brustkrebs, und die Medien bringen Schicksalsberichte und → Interviews mit der Schauspielerin, in denen sie sich – aufgrund ihrer eigenen Erfahrungen – für die Brustkrebsvorsorge einsetzt. Wenn es nun eine Verhaltensänderung bei den UntersuchungsteilnehmerInnen gibt, so kann auch dieses äußere Ereignis der Grund dafür sein.

Homogenisierung: → Kontrolle.

Hypothese (hypothesis): die begründetet Annahme oder Vermutung über die Beziehung von zwei oder mehreren → Variablen. Mittels einer wissenschaftlichen Untersuchung wird diese Vermutung auf ihre Gültigkeit überprüft.

Eine wissenschaftlich korrekte Hypothese enthält immer folgende Elemente:

1. Variablen: Welche Variablen werden untersucht?
2. Die Art der Veränderung der → abhängigen Variable im Zusammenhang mit den → unabhängigen Variablen: Was sollen die Variablen bewirken?
3. → Population: Für welche Gruppe ist das Ergebnis prognostiziert?

Darüber hinaus ist eine Hypothese durch folgende Merkmale gekennzeichnet:

1. Darstellung der Beziehung zwischen den Variablen;
2. Überprüfbarkeit;
3. theoretische Fundierung.

Im Gegensatz zur → Forschungshypothese, H_1, wo eine Beziehung zwischen der abhängigen und der unabhängigen Variable postuliert wird, geht man bei der Formulierung einer → Nullhypothese, H_0, immer davon aus, dass *keine* Beziehung zwischen der abhängigen und der unabhängigen Variable besteht. Werden durch die Studie jedoch signifikante (→ Signifikanz) Belege für eine solche Beziehung gefunden, wird die Nullhypothese verworfen.

Hypothese, gerichtete: → gerichtete Hypothese.

Hypothese, statistische: → Nullhypothese.

Hypothese, ungerichtete: → ungerichtete Hypothese.

I

implizite Kodes (implicite codes): von der Forscherin entwickelte Überbegriffe oder Kategorienbezeichnungen (Kodes), die auf den Aussagen der InterviewteilnehmerInnen basieren. Diese Kodes bezeichnen mithilfe eines abstrakten Überbegriffs die Inhalte dieser Aussagen, z. B. „Akzeptanz" als Überbegriff (impliziter Kode) für die Interviewaussage „Man muss die Krankheit halt hinnehmen, so wie sie ist, sie einfach für sich annehmen". Der Ausdruck implizite Kodes stammt aus der → Grounded Theory, wo er bei den Schritten des → axialen und des → selektiven Kodierens verwendet wird – im Gegensatz zu den → In-vivo-Kodes, die beim ersten Schritt, dem → offenen Kodieren eingesetzt werden.

Induktion, Induktionsprinzip, Induktionsprozess (induction): das Schließen vom Besonderen (Einzelfall) auf das Allgemeine. Mit induktiven Methoden werden an Einzelfällen bzw. Einzelsituationen durch Beobachtung oder Befragung Befunde ermittelt und daraus theoretische Überlegungen oder → Theorien abgeleitet, die → verallgemeinerbar sein sollen.

Inferenzstatistik (inferential statistics): mathematische Verfahren, mit deren Hilfe man aus den Ergebnissen einer → Stichprobe Schlüsse ziehen kann, die mit einer berechneten Wahrscheinlichkeit für eine → Grundgesamtheit gelten (lat. Inferenz: Ableitung, Schlussfolgerung) (→ statistische Tests, → Signifikanz).

informierte Zustimmung (informed consent): ein ethisches Prinzip (→ Ethik, → Forschungsethik), das besagt, dass StudienteilnehmerInnen vor Beginn einer Studie ausreichend über diese Studie und eventuelle Risiken informiert wurden und sich freiwillig zu einer Teilnahme an der Untersuchung entschlossen haben. Die → ProbandInnen müssen über ihr Recht, die Teilnahme zu verweigern bzw. jederzeit aus der Untersuchung aussteigen zu können, Bescheid wissen, und sie müssen die Sicherheit haben, dass ihnen daraus keine Nachteile erwachsen.

Wichtige Elemente einer schriftlichen Einwilligungserklärung, die Teil der informierten Zustimmung sein sollte, sind:

1. Ziele der Studie: Worum geht es in der Studie?
2. Begründung: Warum ist die Studie notwendig? Welcher Nutzen könnte aus dem Ergebnis entstehen?
3. Vorgehen: Was wird im Rahmen der Studie gemacht? Was wird bei und mit der → Probandin gemacht? Was wird von ihr erwartet?
4. Zeitrahmen, Zeitaufwand: Wie lange dauert die Teilnahme?
5. Angaben über mögliche Risiken und darüber, welche Vorkehrungsmaßnahmen zum Schutz davor getroffen wurden;

6. Angaben über den Umgang mit den Daten: Wie wird die → Anonymität gewahrt?
7. Hinweis auf das Recht, jederzeit aus der Studie aussteigen zu können;
8. Hinweis auf die Freiwilligkeit der Teilnahme, d. h. darauf, dass der Probandin bei Ablehnung der Teilnahme keine Nachteile entstehen.

Inhaltsanalyse (content analysis): ein Überbegriff für Verfahren, die angewendet werden, um die Bedeutung von Texten, Bildern und anderen Formen fixierter, reproduzierbarer Kommunikation zu analysieren. Ziel einer Inhaltsanalyse ist nicht nur die reine Analyse des Inhalts, wie man aus der Bezeichnung „Inhaltsanalyse" schließen könnte, sondern eine Analyse, die einen Schluss vom Material auf eine soziale Realität vollzieht (→ qualitative Inhaltsanalyse).

Inhaltsanalyse, qualitative nach Mayring: → qualitative Inhaltsanalyse nach Mayring.

Inhaltsvalidität (content validity): das Ausmaß, in dem der Inhalt eines Messinstruments, z. B. die → Items eines → Fragebogens, alle Aspekte des zu messenden Verhaltens, Zustandes etc. repräsentiert (→ Validität).

Die Inhaltsvalidität ist insbesondere bei der → Messung komplexer Begriffe von Bedeutung. Voraussetzung für die Beurteilung der Inhaltsvalidität ist die genaue → Operationalisierung eines Begriffs als Maßstab zur Überprüfung des Instruments. Die Inhaltsvalidität lässt sich nicht durch einen Wert ausdrücken. Meist wird über eine Expertengruppe geklärt, ob das Instrument der Operationalisierung des Begriffs entspricht und auch alle Dimensionen des Begriffs enthält.

Beispiel
Beinhaltet der Begriff „pflegerische Beziehung" mehrere Dimensionen, etwa wertschätzen, unterstützen, einbeziehen, informieren, Fachkompetenz (vgl. 🕮 Hulskers 1999), und hat man gleichzeitig einen Fragebogen, dessen Items (Fragen) sich nur auf die Dimension „informieren" beziehen, so hat dieser Fragebogen keine Inhaltsvalidität, um die pflegerische Beziehung zu messen.

Da es in der Literatur keine einheitlichen Kriterien für die Überprüfung der Inhaltsvalidität gibt, wird diese von manchen ExpertInnen nicht als Validitätskriterium anerkannt (🕮 Schnell/Hill/Esser 1999, S. 149).

innere Konsistenz, interne Konsistenz (internal consistency): ein Merkmal der → Reliabilität eines → Messinstruments, nämlich der Grad der Homogenität der → Items einer → Skala, die dasselbe Attribut messen. Das bedeutet:

Um Homogenität zu gewährleisten, müssen die Items aufeinander abgestimmt und eindimensional sein, d. h. sie müssen alle das gleiche → Konzept oder Merkmal messen.

Interaktionismus, symbolischer: → symbolischer Interaktionismus.

interne Validität (internal validity): das Ausmaß, in dem darauf geschlossen werden kann, dass die → unabhängige Variable die → abhängige Variable wirklich beeinflusst.

Die interne Validität drückt also aus, inwieweit die Studie so konstruiert wurde, dass die Veränderung der unabhängigen Variable auch die Veränderung der abhängigen Variable erklärt und dass Letztere auf Erstere zurückgeführt werden kann, sodass es unwahrscheinlich ist, dass externe Faktoren für die gemessenen Veränderungen verantwortlich sind.

Experimentelle Designs (→ Experiment) haben durch die → Randomisierung, die → Manipulation der unabhängigen Variable und die stärkere → Kontrolle einen höheren Grad an interner Validität als quasi-experimentelle (→ Quasi-Experiment) oder → nichtexperimentelle Designs. Um einen hohen Grand an interner Validität zu erzielen, müssen einige Einflüsse auf die Ergebnisse ausgeschlossen werden können, die möglicherweise zu Fehlinterpretationen führen. Dazu gehören vor allem → Selektionseffekte bei der → Stichprobe und → Artefakte, ebenso äußere Veränderungen, z. B. bei Langzeitstudien, die zwar Einfluss auf die Ergebnisse nehmen, aber nicht kontrolliert werden können (→ History-Effekt), oder die sogenannte → Reifung. Weiters stellen Effekte, die durch die → Messung als solche entstehen (→ Reaktivitätseffekte), wie z. B. der → Hawthorne-Effekt, der → Halo-Effekt, der → Prätest-Effekt und die → Konfundierung, eine Gefahr für die interne Validität dar. Auch mangelnde Zuverlässigkeit der Instrumente kann zu Fehlinterpretationen führen und sich somit negativ auf die interne Validität auswirken.

Interne und → externe Validität hängen zusammen und können einander auch beeinflussen. So können z. B. zu enge Auswahlkriterien, die den Einfluss der Selektion auf die interne Validität senken sollen, die externe Validität gefährden, da dadurch eine zu spezifische Stichprobe entstehen würde und damit die → Verallgemeinerung der Ergebnisse nur bedingt gewährleistet wäre.

interpretativ-explikative Datenauswertung (context analysis): deutende Verfahren zur Auswertung qualitativer Daten, bei denen man in die Tiefe geht und sich auf die Suche nach Strukturen und Bedeutungen begibt, die zwar vorhanden, aber auf den ersten Blick nicht sichtbar sind.

interpretativ-reduktive Datenauswertung (content analysis): deskriptive Verfahren (→ deskriptive Forschung) zur Auswertung qualitativer Daten, bei denen das, was gesagt bzw. niedergeschrieben wurde, reduziert und in → Kategorien zusammengefasst wird (lat. descriptio: Beschreibung). Diese Kategorien werden dann miteinander verknüpft und interpretiert.

interpretatives Paradigma, Interpretativismus (interpretative paradigm): ein Überbegriff für jene philosophischen Denkschulen, in deren Mittelpunkt das Verstehen menschlicher Erfahrung steht (z. B. → Phänomenologie, → symbolischer Interaktionismus). Die Grundaussage des interpretativen Paradigmas ist, dass die Wirklichkeit keine starre und einmalige Einheit ist, sondern vielmehr eine Konstruktion der an der Forschung beteiligten Personen (z. B. Forscherin und Befragte).

Interquartilsabstand: → Quartilsabstand.

Interrater-Reliabilität, Äquivalenz (inter-rater/inter-observer reliability): der Grad der Zuverlässigkeit (→ Reliabilität), den ein Instrument bei mehreren BefragerInnen (BeobachterInnen) aufweist. Bei der Testung dieses Kriteriums führen zwei oder mehr Personen das gleiche → Interview (dieselbe Beobachtung, Einschätzung etc.) mit derselben Person durch; die Resultate werden sodann auf Übereinstimmung geprüft. Das Ausmaß der Äquivalenz lässt sich anhand der sogenannten Interrater-Reliabilität beurteilen.

Beispiel
Skalen, die in der Pflege zur → Messung bestimmter Zustände oder Risiken eingesetzt werden, sollten auf Äquivalenz geprüft werden, da ein solches Instrument zuverlässige Messergebnisse liefern und nicht von der einschätzenden Person abhängig sein sollte. Ein Beispiel dafür wäre etwa die Prüfung der Interrater-Reliabilität der Nortonskala (📖 Ganz 2004, S. 130–145).

Intervallskala (interval scale): ein → Messniveau, auf dem die Einstufung von Objekten oder Ereignissen auf einer → Skala dargestellt werden kann. Die Intervalle auf der Intervallskala sind gleich groß, es existiert aber kein absoluter Nullpunkt bzw. ist dieser willkürlich festgelegt.

intervenierende Variable (intervening variable): eine → Variable, die neben der einbezogenen → unabhängigen Variable möglicherweise einen Einfluss auf das Ergebnis (die → abhängige Variable) hat (siehe auch → Kontrolle).

Interventionsstudie (interventional study): der Spezialfall einer Längsschnittuntersuchung (→ Längsschnittstudie), bei der zu zwei verschiedenen Zeitpunkten mit möglichst unveränderten Instrumenten Daten erhoben werden, wobei man zwischen den Erhebungen bestimmte Maßnahmen (Interventionen) durchführt.

Interview (interview): eine mündliche → Befragung mit einem bestimmten (Forschungs-)Ziel. Ein Interview zeichnet sich durch planmäßiges Vorgehen mit wissenschaftlicher Zielsetzung aus und zielt darauf ab, die Versuchspersonen durch Fragen zu verbal mitgeteilten Informationen zu veranlassen. Bei einem quantitativen Interview – in diesem Fall spricht man meist von einer mündlichen Befragung – handelt es sich um ein standardisiertes Einzelinterview, das hauptsächlich → geschlossene Fragen beinhaltet. Es kann von Angesicht zu Angesicht (persönlich) oder telefonisch erfolgen. Der Fragestil ist neutral. Das → qualitative Interview ist eine nicht oder halb standardisierte, persönliche mündliche Befragung (→ halb standardisiertes Interview). Es werden fast ausschließlich → offene Fragen gestellt, der Interviewstil ist „weich". Bei den interviewten Personen kann es sich um Einzelpersonen oder um Gruppen handeln. Ein qualitatives Interview findet fast immer von Angesicht zu Angesicht (persönlich) statt.

Interview, episodisches: → episodisches Interview.

Interview, fokussiertes: → fokussiertes Interview.

Interview, halb standardisiertes: → halb standardisiertes Interview.

Interview, narratives: → narratives Interview.

Interview, offenes: → offenes Interview.

Interview, problemzentriertes: → problemzentriertes Interview.

Interview, standardisiertes: → standardisiertes Interview.

Interview, strukturiertes : → standardisiertes Interview.

Interview, unstrukturiertes: → offenes Interview.

Interviewleitfaden (interview guide): das Erhebungsinstrument leitfadengestützter → qualitativer Interviews. Ein Interviewleitfaden ist im Gegensatz zum → Fragebogen kein starres, fixiertes (standardisiertes) Instrument, sondern eine Gedächtnisstütze für die Interviewerin, eine thematische Hilfe, die dem Gesprächsverlauf flexibel angepasst werden kann. Im Leitfaden werden die Themen und Fragestellungen, die vorher theoretisch ausgearbeitet wurden, in die Praxis umgesetzt. Je nach Standardisierungsgrad, Thema oder persönlichen Vorlieben bestehen Interviewleitfäden aus mehreren konkreten Fragen oder nur aus einer großen Fragestellung mit Merkhilfen. Die Fragen sind offen formuliert (→ offene Fragen).

Intrarater-Reliabilität (intra-rater reliability): ein Ausdruck der → Beständigkeit, nämlich das Ausmaß, in dem ein Instrument, das zu zwei verschiedenen Zeitpunkten bei denselben Personen eingesetzt wird, übereinstimmende Ergebnisse bringt (→ Testwiederholungsreliabilität, → Reliabilität).

In-vitro-Messung (in-vitro measurement): eine → Messung, bei der dem Menschen biophysiologisches Material entnommen und im Labor analysiert wird.

In-vivo-Kodes (in-vivo codes): wörtliche Aussagen aus → Interviews, die beim → offenen Kodieren im Rahmen der → Grounded Theory als Überbegriffe verwendet werden.

In-vivo-Messung (in-vivo measurement): eine → Messung, die mit unterschiedlichen Messgeräten unmittelbar am Menschen durchgeführt wird.

Inzidenz (incidence): Anzahl der Personen, die in einem definierten Zeitraum eine Krankheit oder ein anderes gesundheitsbezogenes Ereignis bekommt bzw. entwickelt.

Inzidenzrate (incidence rate, ratio): die Rate, mit der ein neues gesundheitsbezogenes Ereignis/eine Krankheit in einer → Population auftritt. Sie ist das Verhältnis zwischen der Anzahl der neu aufgetretenen Ereignisse in einem definierten Zeitraum (→ Inzidenz) zur Anzahl der Personen in der → Risikopopulation im selben Zeitraum.

$$\text{Inzidenzrate (I)} = \frac{\text{Anzahl der Personen mit einem neu aufgetretenen Gesundheitsereignis in einem bestimmten Zeitraum}}{\text{Anzahl der Personen der Risikopopulation im selben Zeitraum}} (\times 10^n)$$

Die Inzidenzrate wird oft als Anzahl von Fällen pro 1000 oder pro 100 Mitglieder einer Population angegeben; sie wird dann mit dem entsprechenden Faktor (10^n) multipliziert.

Beispiel
Eine Untersuchung zur Inzidenz des Schlaganfalls bei Frauen im Alter von 30 bis 55 Jahren, die zu Beginn der Studie weder einen Schlaganfall noch eine koronare Herzkrankheit noch Krebs aufwiesen (n = 118.539). Acht Jahre nach Beginn der Studie (= 908.447 Personenjahre) erfolgte eine Nachuntersuchung, wo man bei 274 Frauen Schlaganfälle registrierte, die nach der Raucheranamnese aufgeteilt wurden.

Tab. 1: Die Inzidenzrate beträgt 30,2 pro 100.000 untersuchte Personenjahre (📖 Beaglehole 1997, S. 35)

Raucher-verhalten	**Zahl der Schlaganfall-patientinnen**	**Beobachtungs-dauer (Personenjahre)**	**Schlaganfall-Inzidenzrate (pro 100.000 Personen-jahre)**
Nie geraucht	70	395.594	17,7
Früher geraucht	65	232.712	27,9
Raucherin	139	280.141	49,6
Summe	274	908.447	30,2

Inzidenzrate, kumulative: → kumulative Inzidenzrate.

Item (item): der kleinste Bestandteil eines Untersuchungsinstruments, z. B. eine Frage in einem → Fragebogen.

K

Kappa, κ: → Cohens Kappa.

Kategorie (category): ein abstrakter Begriff, der als Überbegriff für ähnliche Phänomene, die in Daten gefunden werden, formuliert wird. Bei der Verarbeitung werden die Daten kodiert (→ Kodieren), die Kodes verglichen und in Kategorien geklustert, d. h. zusammengefasst; das Bilden von Kategorien ist das wichtigste Ziel bei der Auswertung qualitativer Daten.

Kausalität (causality): der Zusammenhang zwischen einer Ursache und der durch sie produzierten Wirkung (→ Kausalzusammenhang).

Kausalitätskriterien (criteria for causality):

- Zeitliche Beziehung: Geht die vermutete Ursache der Wirkung voraus?
- Plausibilität: Gibt es eine theoretische Erklärung für den vermuteten Kausalzusammenhang?
- Konsistenz: Führten andere Untersuchungen zu gleichen Ergebnissen?
- Stärke des Zusammenhangs: Wie stark ist der Zusammenhang zwischen vermuteter Ursache und Wirkung?
- → Dosis-Wirkungs-Beziehung: Ist die vermutete Wirkung bei einer Erhöhung der angenommenen Ursache ebenfalls erhöht?
- Reversibilität: Führt die Beseitigung der vermuteten Ursache zu einer geringeren Wirkung?
- Design (→ Forschungsdesign): Beruhen die Ergebnisse auf einem überzeugenden Studiendesign?
- Beurteilung der Evidence (→ Evidenz): Wie gut ist die Forschungslage zu dem vermuteten Kausalzusammenhang?

(vgl. 🕮 Beaglehole/Bonita/Kjellström 1997; 🕮 Bhopal 2002)

Kausalzusammenhang (causal relation, causality): Ursache-Wirkungs-Beziehung. Die meisten → Forschungsfragen enthalten Fragen nach Kausalzusammenhängen. Statistische Verfahren können Kausalzusammenhänge jedoch nie sicher ermitteln, sondern höchstens Nicht-Kausalität verdeutlichen (→ Kausalitätskriterien, → Scheinkorrelation). „Ursache-Wirkungs-Beziehungen zu formulieren, bleibt den theoretischen Überlegungen im Rahmen der Forschungskonzeption vorbehalten" (🕮 Atteslander 1995, S. 368).

Als bestes Design (→ Forschungsdesign) zur Untersuchung von Kausalzusammenhängen gelten → Experimente, die eine hohe → interne Validität aufweisen, deren → externe Validität jedoch sehr genau hinterfragt werden muss.

Kendalls Tau, τ (–): ein Rangkorrelationskoeffizient, der wie der → Korrelationskoeffizient von Spearman (→ Spearman-Korrelation) den Zusammenhang zwischen zwei → Variablen auf Ordinalskalenniveau (→ Ordinalskala) beschreibt. Beide liefern in der Regel sehr ähnliche Werte – wobei Kendalls Tau in der Regel kleinere Werte als die Spearman-Korrelation liefert – und sind unabhängig von „Ausreißern".

Kernvariable (core variable): der fundamentale → theoretische Begriff bei der Entwicklung einer → Grounded Theory. Sie kommt regelmäßig in den Daten vor, lässt sich mit verschiedenen anderen Daten verknüpfen und hat eine große Bedeutung für die Entwicklung der → Theorie.

klinische Epidemiologie (clinical epidemiology): die Anwendung epidemiologischer Prinzipien und Methoden auf Fragestellungen der klinischen Praxis.

klinische Forschung (clinical research): Forschung bzw. Studien, bei denen entweder PatientInnen involviert sind oder deren Ergebnisse auf eine direkte Anwendung in der klinischen Praxis abzielen.

klinische Pflegeforschung (clinical nursing research): eine Forschungsrichtung, die sich mit praktischer Pflege oder pflegerischem Handeln beschäftigt und die in der Praxis durchgeführt wird, häufig Interventionsstudien. Klinisch bedeutet hier, dass die Pflegepraxis und nicht das Krankenhaus als Ort der Praxis zu verstehen ist.

klinische Relevanz (clinical relevance): das Ausmaß, in dem eine Studie ein Problem von praktischer Bedeutung betrifft. Die klinische Relevanz wird oft als wichtige Ergänzung zu der Bedeutung von → Signifikanz genannt, da signifikante Ergebnisse möglicherweise auch ohne sichtbare Bedeutung für die Praxis sind.

klinisches Experiment (clinical experiment, clinical trial): experimentelle Forschung, bei der die Effekte einer bestimmten Intervention untersucht werden. Typisch hierfür ist die → randomisiert-kontrollierte Studie (RCT).

Klumpenstichprobe, Clusterstichprobe (cluster sampling): eine Form der → einfachen Zufallsstichprobe, bei der die Auswahlregeln nicht auf alle Elemente einer → Population angewendet werden, sondern nur auf bestimmte, schon zusammengefasste Elemente, z. B. auf Regionen oder Institutionen.

Daraus wird dann z. B. eine → Zufallsauswahl getroffen oder eine Vollerhebung durchgeführt.

Beispiel
Alle diplomierten Pflegepersonen in Österreich werden über eine Liste aller Institutionen, die Pflegepersonen anstellen, erfasst.

Known-groups-Technique: → Validität.

Kodes, implizite: → implizite Kodes.

kodieren (coding): der Prozess des Umwandelns der inhaltlichen Informationen in eine Datenform zur Analyse und Interpretation des Materials. In der → quantitativen Forschung werden dabei den Kategorien (z. B. den angekreuzten Antworten auf einem → Fragebogen) Zahlen zugeordnet. In der → qualitativen Forschung ist das Kodieren der Prozess des Zuordnens bestimmter Aussagen, Beobachtungen etc. zu → Kategorien oder → Konzepten.

Kodieren, axiales: → axiales Kodieren.

Kodieren, offenes: → offenes Kodieren.

Kodieren, selektives: → selektives Kodieren.

Kohorte (cohort): eine Gruppe von Menschen, die – für einen speziellen Zeitabschnitt – ähnliche Erfahrungen teilen; häufig eine Gruppe von Menschen, die im gleichen Zeitraum geboren wurden (Alterskohorte).

Kohortenstudie (cohort study): eine → prospektive → Longitudinalstudie, auch als → Follow-up-Studie oder Inzidenzstudie bezeichnet. In der Epidemiologie ist die → Kohorte üblicherweise eine Gruppe von Personen, die zu Beginn der Studie nicht erkrankt ist bzw. das zu erklärende gesundheitsbezogene Ereignis nicht aufweist, aber → Risikofaktoren ausgesetzt ist. Die angenommenen Risikofaktoren werden in dieser Gruppe zu Beginn und zu allen weiteren Untersuchungszeitpunkten gemessen. Außerdem wird beobachtet, wann und bei wem das zu erklärende gesundheitsbezogene Ereignis oder der → Outcome auftritt. Dies ist eine sehr aufwändige Studienart, die sowohl große → Stichproben als auch lange Zeiträume erfordert.

Beispiel
Eine der bekanntesten Kohortenstudien zur Untersuchung der Entstehung von koronaren Herz-Kreiskauf-Krankheiten (KHK) ist die 1948 begonnene Framingham-Studie, die nach wie vor fortgeführt wird. Eine Kohorte von ursprünglich 5127 Bewohnern des Ortes Framingham in den USA im Alter von 30–59 Jahren ohne Symptome von KHK wurde immer wieder nach Risikofaktoren und nach dem Auftreten von Symptomen der KHK untersucht. Die → Messinstrumente wurden mit wachsenden Kenntnissen erweitert, die Kohorte von Zeit zu Zeit angereichert.

komparatives Design (comparative study, comparative design): die Bezeichnung für ein deskriptives Studiendesign (→ deskriptive Forschung), bei dem verschiedene Untergruppen einer → Stichprobe hinsichtlich des Unterschieds bei einer oder mehreren → Variablen erforscht werden. Solche Untergruppen können z. B. sein: Männer und Frauen, Alters- oder Einkommensgruppen, DialysepatientInnen, die zu Hause oder in ambulanten Einrichtungen Hämodialyse durchführen etc.

Konfidenzgrenzen (confidence limits): die obere und untere Grenze bzw. oberer und unterer Wert eines → Konfidenzintervalls.

Konfidenzintervall, Vertrauensintervall (confidence intervall, CI): derjenige Wertebereich, der den nicht bekannten → Parameter der → Grundgesamtheit mit einer bestimmten Wahrscheinlichkeit, z. B. 95 % (→ Konfidenzniveau), enthält.

Beispiel
„Von den 1676 Patienten litten 149 Patienten bzw. 8,89 % an einer chronischen Wunde. Das 95 %-Konfidenzintervall für die Gesamtprävalenz betrug 7,6 % bis 10,3 %" (📖 Panfil et al. 2002, S. 169–176).

Konfidenzniveau, Vertrauensniveau (confidence level): die Wahrscheinlichkeit, mit der das → Konfidenzintervall den unbekannten → Parameter der → Grundgesamtheit enthält, z. B.: Konfidenzniveau 95 %.

Konfundierung (confounding): Fehlinterpretation eines rechnerischen Ergebnisses, weil mindestens eine wichtige Einflussvariable nicht berücksichtigt wurde (engl. confounding: Verwirrung, Verwechslung) (→ Artefakt).

Beispiel
Eine Untersuchung zeigt einen Zusammenhang zwischen Kaffeekonsum und koronarer Herzkrankheit. Nachdem die → Variable Zigarettenkonsum einbezogen wurde, zeigt sich, dass diese Variable den Zusammenhang zwischen Kaffeekonsum und koronarer Herzkrankheit erklärt. RaucherInnen bekommen häufiger eine koronare Herzkrankheit, trinken aber auch mehr Kaffee. Der „Confounder" ist hier der Zigarettenkonsum.

Konsistenz, innere: → innere Konsistenz.

Konsistenz, interne: → innere Konsistenz, → Reliabilität.

konstantes Vergleichen: → permanente vergleichende Analyse.

Konstruktivismus (constructivism): philosophische Denkrichtung, die auf Immanuel Kant zurückgeht und speziell in den Naturwissenschaften zur Anwendung kommt. Demnach erfolgt mathematische Erkenntnis „a priori" (in der Logik ist etwas „a priori", wenn seine Gültigkeit ohne Rückgriff auf Sinneswahrnehmungen bewiesen werden kann) und beruht auf der Konstruktion mathematischer Objekte in reiner Raum- und Zeitanschauung. Übertragen auf Fragestellungen außerhalb der Naturwissenschaften gilt ein theoretischer Grundsatz im Konstruktivismus als begründet bzw. wahr, wenn ihm in einer unvoreingenommenen Diskussion jeder Sachkundige zustimmen kann.

Konstruktvalidität (construct validity): das Ausmaß, in dem ein → Messinstrument ein theoretisches Konstrukt oder ein Merkmal tatsächlich erfasst. Mithilfe der Konstruktvalidität prüft man, ob die Messindikatoren so gewählt wurden, dass sie ein bestimmtes Konstrukt abdecken (→ Validität).

Kontingenztafel, Kreuztabelle (contingency table): die gleichzeitige Darstellung der Häufigkeiten zweier → Variablen auf nominalem oder ordinalem → Skalenniveau. Die Darstellung erfolgt mithilfe einer Tabelle und hat das Ziel, Zusammenhänge bzw. Abhängigkeiten zu erkennen. Die einfachste Form der Kontingenztafel stellt die Vierfeldertafel dar, bei der beide Variablen jeweils nur zwei Ausprägungen besitzen.

Kontrolle (control): Maßnahmen, die die Bedingungen, unter denen eine Untersuchung durchgeführt wird, konstant halten sollen.

Die Kontrolle betrifft alle → Variablen, die neben der einbezogenen → unabhängigen Variable möglicherweise einen Einfluss auf das Ergebnis haben (intervenierende Variablen). Sie ist notwendig, damit die Auswirkung der → Manipulation ausschließlich auf die zu überprüfende Intervention zurückgeführt werden kann (→ Experiment).

Je größer das Ausmaß an Kontrolle bei einer Studie ist, desto höher ist ihre → interne Validität – allerdings ausschließlich für die zu untersuchende Situation. Nichtexperimentelle Studien (→ nichtexperimentelles Design) haben unter diesem Blickwinkel schon aufgrund des Designs (→ Forschungsdesign), das keine Kontrolle vorsieht, eine geringere interne Validität.

Forschungskontrolle kann erfolgen durch

1. **Kontrolle externer Faktoren:** Externe Faktoren, die bereits aus der Theorie oder aus der Erfahrung bekannt sind, können Einfluss auf das Ergebnis haben. Das Design sollte so gewählt werden, dass die äußeren Bedingungen für alle → ProbandInnen gleich sind, d. h. sie sollten konstant gehalten werden (Bedingungskonstanz), damit ein möglicher Einfluss dieser Faktoren für alle ProbandInnen gleich groß ist.
2. **Auswahl und Zuteilung der ProbandInnen:** Auch von den Merkmalen der ProbandInnen – z. B. Alter, Geschlecht, Vorerfahrung mit dem Krankenhaus etc. – kann ein Einfluss auf die Ergebnisse einer Studie ausgehen. Die beste Möglichkeit, die Merkmale der ProbandInnen zu kontrollieren, ist die → Randomisierung. Die Zufallsverteilung der StudienteilnehmerInnen auf → Versuchsgruppe und → Kontrollgruppe ermöglicht eine Kontrolle bekannter, aber auch unbekannter externer Faktoren, die die Studie beeinflussen könnten.
   Eine weitere Möglichkeit bietet die sogenannte **Homogenisierung**. Dabei identifiziert man mögliche Einfluss nehmende (intervenierende) Variablen unter den Merkmalen der ProbandInnen und kontrolliert diese, indem man eine homogene Gruppe bildet, d. h. indem man dafür sorgt, dass die betreffenden Merkmale unter den ProbandInnen gleich verteilt sind.
   Die → Parallelisierung (→ Matching; → Fall-Kontroll-Studie) der Versuchs- und der Kontrollgruppe ist ebenfalls eine Möglichkeit des Umgangs mit intervenierenden Variablen. Matching bedeutet, dass aufgrund der Informationen über die Merkmale der Versuchsgruppe eine Kontrollgruppe gebildet wird, die dieselben Merkmale aufweist wie die Versuchsgruppe. Jeder Probandin der Versuchgruppe wird aufgrund ihrer Ähnlichkeit in einem oder mehreren wichtigen Merkmalen eine Probandin für die Kontrollgruppe zugeordnet.
3. **Statistische Kontrolle:** Personenbezogene → Störvariablen können auch mittels eines statistischen Verfahrens kontrolliert werden. Wenn man vorher ein Merkmal identifiziert, das die → abhängige Variable vermutlich beeinflusst, so wird dieses als → Kontrollvariable mit erhoben.

> **Beispiel**
> Will man den Erfolg eines Schulungsprogramms zur Raucherentwöhnung testen und hält man es für wahrscheinlich, dass aufgrund der Art des Programms der Erfolg auch von dem Bildungsniveau der → TeilnehmerInnen abhängt, so wird das Bildungsniveau als Kontrollvariable mit erhoben.

Mittels statistischer Verfahren (z. B. → Kovarianzanalyse, → Regression) kann dieser Einflussfaktor dann rechnerisch eliminiert werden.

Kontrollgruppendesign, nichtäquivalentes: → nichtäquivalentes Kontrollgruppendesign.

Kontrollgruppe (control group): eine Gruppe von Personen in einer experimentellen Studie (→ Experiment), die die Standardbehandlung (Standardpflege, Standardbetreuung etc.) erhält, ohne einer experimentellen Intervention ausgesetzt zu sein (siehe auch → Kontrolle, → Experiment).

Kontrollvariable (control variable, extraneus variable): diejenigen → Variablen, die mit den → abhängigen Variablen in Zusammenhang stehen und der Forscherin bereits im Vorfeld bekannt sind, im konkreten Fall aber nicht Gegenstand der Forschung sind. Sie müssen kontrolliert werden (→ Kontrolle), damit sie die Untersuchung nicht beeinflussen.

Konzept: → theoretischer Begriff.

konzeptionelle Definition (conceptual definition): die Erklärung oder Definition der theoretische Bedeutung einer → Variable.

konzeptionelles Modell (conceptual model): eine schematische und vereinfachte grafische Darstellung oder verbale Beschreibung der strukturellen und inhaltlichen Zusammenhänge einer → Theorie, um so die Gesamtheit der Theorie leichter versteh- und erfassbar zu machen.

Korrelation (correlation): ein Zusammenhang zwischen zwei → Variablen. Es gibt verschiedene Arten, den → Korrelationskoeffizienten zu berechnen; sie sind durch das jeweilige → Skalenniveau bestimmt (z. B. → Pearson-Korrelation, → Spearman-Korrelation). Die Korrelationskoeffizienten beschreiben die Größe und die Richtung des (linearen) Zusammenhangs zweier Variablen und damit das Ausmaß der Abhängigkeit zwischen ihnen. Der Wertebereich reicht von –1 (größter entgegengesetzter Zusammenhang) bis +1 (größter gleichgerichteter Zusammenhang). Werte um 0 bedeuten keinen (linearen) Zusammenhang.

Korrelationsberechnung (correlation): eine Rechenoperation, mit der man überprüft, ob und wie zwei oder mehrere → Variablen miteinander zusammenhängen. Dieser Zusammenhang wird mit einem Wert, dem sogenannten → Korrelationskoeffizienten ausgedrückt.

Korrelationskoeffizient, r (correlation coefficient): das Maß für den Zusammenhang zwischen zwei Faktoren oder → Variablen. Er kann eine Größe zwischen +1 und –1 haben.

Korrelationsstudie (correlation study): eine nichtexperimentelle Studie (→ nichtexperimentelles Design), bei der man die Beziehung zwischen zwei oder mehreren → Variablen untersucht, ohne dass dabei eine der Variablen → manipuliert würde. Aufgrund dieses Designs (→ Forschungsdesign) können zwar Zusammenhänge festgestellt, jedoch keine Aussagen über kausale Beziehungen (→ Kausalität) gemacht werden.

Korrelationsstudien können als → Ex-post-facto-Forschung bezeichnet werden.

Kovarianz (covariance): die Beschreibung der gemeinsamen Streuung, des gemeinsamen Miteinander-Variierens zweier Variablen. Die Kovarianz wird u. a. bei der Berechnung des → Korrelationskoeffizienten „r" oder im Rahmen der → linearen Regression benötigt. Eine positive Kovarianz resultiert, wenn hohe x-Werte mit hohen y-Werten und niedrige x-Werte mit niedrigen y-Werten korrelieren. Wie die → Varianz kann die Kovarianz auch Werte größer als 1 annehmen. Im Unterschied zur Varianz kann die Kovarianz jedoch auch negativ werden, wenn hohe x-Werte mit niedrigen y-Werten (und umgekehrt) korrespondieren.

Kreisdiagramm, Tortendiagramm (pie chart): eine grafische Darstellung von relativen Häufigkeiten. Der Kreis bzw. die Torte repräsentiert das Ganze, das Tortenstück bzw. das Kreissegment den entsprechenden Anteil.

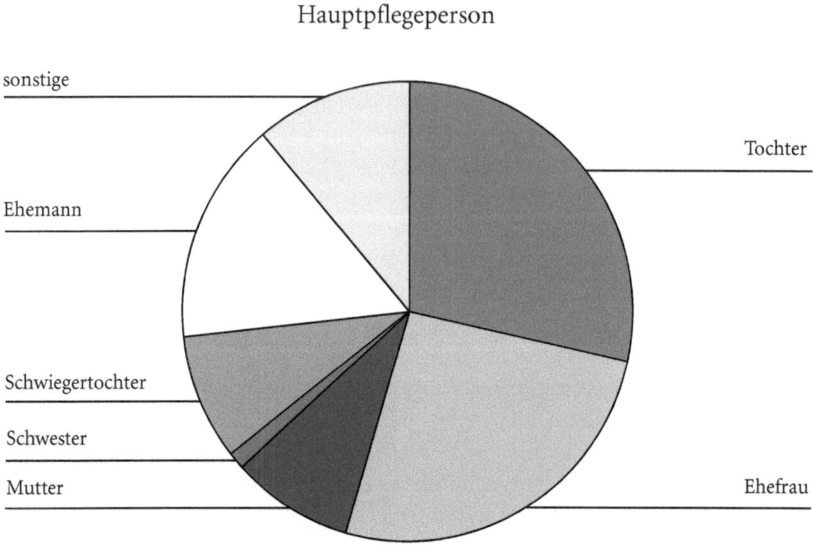

Abb. 5: Hauptpflegeperson in der häuslichen Pflege durch Angehörige (n = 250) (📖 Bartholomeyczik et al. 2001, S. 70)

Kreuztabelle: → Kontingenztafel.

kriterienbezogene Auswahl, kriterienbezogene Stichprobe, zweckgebundene Auswahl, zweckgebundene Stichprobe (purposive sampling): Bezeichnung für eine → Stichprobenbildung, bei der die Auswahl von StudienteilnehmerInnen nach bestimmten, vorab definierten Kriterien erfolgt. Es kann sich dabei sich um Personen handeln, die ein ähnliches Erlebnis hatten – z. B. Frauen nach einer Brustoperation –, aus einem bestimmten Umfeld stammen – z. B. die TherapeutInnen eines Rehabilitationszentrums für querschnittgelähmte Jugendliche – oder einer gemeinsamen Kultur angehören – z. B. bolivianische Migrantinnen – u. Ä. Diese Art der Auswahlstrategie fällt unter die → Nicht-Zufallsstichproben.

Kriteriumsvalidität (criterion-related validity): ein Aspekt der Gültigkeit (→ Validität) eines → Messinstruments, der sich auf den Zusammenhang zwischen den gemessenen Ergebnissen des Instruments und den Ergebnissen eines anderen Instruments (dem Kriterium) bezieht, das beansprucht, einen sehr ähnlichen Inhalt zu messen. Die Kriteriumsvalidität ist definiert als Zusammenhang oder → Korrelation zwischen den Werten des zu bewertenden Instruments und den Werten des anderen Instruments, den Kriteriumswerten.

kritische Theorie (critical theory): die Bezeichnung für die philosophische Denkrichtung der sogenannten Frankfurter Schule, deren Hauptvertreter Max Horkheimer und Theodor W. Adorno sind. Die Frankfurter Schule basiert auf den allgemeinen gesellschaftskritischen Aussagen von Karl Marx und setzt sich kritisch mit den gesellschaftlichen Verhältnissen und ihrer Vorgeschichte auseinander.

Grundsätzlich kritisiert die kritische Theorie die Rolle der Vernunft als Mittelpunkt der Erkenntnis, da die Vernunft in der modernen Welt zu einer instrumentellen Vernunft verkommen sei. Unter dem zunehmenden Verlust ihrer Individualität seien die Menschen zu Objekten einer wissenschaftlich-technischen und zunehmend bürokratisierten Welt verformt worden. Daher begreift sich die kritische Theorie als praktische Philosophie, der es auf gesellschaftliche Veränderung mit dem Ziel zunehmender Selbstbestimmung des Menschen ankommt.

kritischer Rationalismus (critical rationalism): eine philosophische Denkschule, die von Karl Popper als Gegenbewegung zum → Positivismus begründet wurde. Der Hauptunterschied zu Letzterem wird vor allem bei der Überprüfung von → Theorien und → Hypothesen ersichtlich, da hier das Prinzip der **Falsifikation** und nicht das der Verifikation (→ Positivismus) zur Anwendung kommt. Das bedeutet: Popper ging davon aus, dass eine Aussage zwar begründet, aber nie vollständig bewiesen werden kann, da eine einzige Ausnahme hinreicht, um eine Theorie zu widerlegen. Das klassische Beispiel hierfür ist die Hypothese, dass „alle Schwäne weiß" seien. Würde man nun dem Prinzip der Verifikation folgen, so würde jede weitere Beobachtung weißer Schwäne diese Aussage verifizieren. Entdeckt man jedoch nur einen einzigen schwarzen Schwan, so ist die Hypothese widerlegt, d. h. falsifiziert, und die Theorie muss modifiziert werden, z. B.: „Alle Schwäne sind weiß oder schwarz". Diese neue Hypothese ist dann wieder nur so lange gültig, bis erneut eine Ausnahme festgestellt wurde.

kumulative Inzidenzrate (cumulative incidence rate, ratio): das → Risiko von Mitgliedern einer → Population, in einem definierten Zeitraum ein gesundheitsbezogenes Ereignis zu erfahren. Im Unterschied zur → Inzidenzrate wird die kumulative Inzidenzrate nur auf die → Risikopopulation zu Beginn des Zeitraums bezogen.

$$\text{Kumulative Inzidenzrate (KI)} = \frac{\text{Anzahl der Personen mit einem neu aufgetretenen Gesundheitsereignis in einem bestimmten Zeitraum}}{\text{Anzahl der Personen in der Risikopopulation, die das Gesundheitsereignis zu Beginn des Zeitraums nicht aufweisen}} \; (\times 10^n)$$

Die kumulative Inzidenzrate wird oft als Anzahl von Fällen pro 1000 oder pro 100 Mitglieder einer Population angegeben; sie wird dann mit dem entsprechenden Faktor 10^n multipliziert.

Beispiel

Eine Untersuchung zur Schlaganfallinzidenz bei Frauen (→ Inzidenzrate, Beispiel): Nicht die Personenjahre, sondern die Zahl der → Teilnehmerinnen zu Beginn der Studie (118.539) wird der Inzidenzrate zugrunde gelegt:

$$KI = \frac{274 \text{ Frauen mit Schlaganfall}}{118.539} = 2{,}3 \text{ pro } 1000$$

(📖 Beaglehole/Bonita/Kjellström 1997, S. 35)

Kurvendiagramm: → Liniendiagramm.

L

Laborbeobachtung: → Beobachtung.

Laborstudie (laboratory study): Studien bzw. Forschung in einem speziell von der Forscherin entwickelten und kontrollierten Setting (Umgebung) (→ Experiment).

Lagekenngröße: → Modus, → Median, → arithmetischer Mittelwert.

Längsschnittstudie (longitudinal study): ein Untersuchungsdesign (→ Forschungsdesign), bei dem die Datenerhebung zu mindestens zwei verschiedenen Zeitpunkten erfolgt und jeweils mit denselben Methoden durchgeführt wird. Werden die Erhebungen immer bei denselben → TeilnehmerInnen durchgeführt (identische → Stichprobe), nennt man die Untersuchung → Panelstudie. Handelt es sich nicht um dieselben TeilnehmerInnen, so greift man auf jeweils neue → ProbandInnen zurück, die die gleichen Bedingungen erfüllen. Auch Mischformen werden angewendet.

Eine Sonderform von Längsschnittstudien sind → Interventionsstudien. Hier werden ebenfalls zu zwei verschiedenen Zeitpunkten mit möglichst unveränderten Methoden Daten gesammelt, jedoch werden im Laufe der Studie bestimmte Maßnahmen (Interventionen) durchgeführt. Auch → Kohortenstudien weisen Längsschnittdesigns auf.

Langzeitdesign mit Testserien (time-series design): ein → quasi-experimentelles Design (→ Quasi-Experiment), bei dem – wie beim → Single-Group-Pretest-Posttest-Design – die → Kontrollgruppe fehlt. Dies wird jedoch durch mehrere → Messungen vor und nach der Intervention wieder wettgemacht.

Man kann mithilfe dieses Designs zunächst einen stabilen Ausgangsverlauf feststellen (Baseline-Measurement, → Basisuntersuchung). Tritt nach der Intervention eine entsprechende Änderung in diesem Verlauf auf, wird dies als Nachweis der Wirkung der Intervention angesehen. Durch die wiederholten Messungen vor der Intervention entsteht also ein besseres Bild der Ausgangssituation als bei einer einmaligen Messung.

Lebenserwartung (life expectancy, expectation of life): die durchschnittliche Anzahl der Jahre, die eine Person eines bestimmten Alters voraussichtlich leben wird, sofern die gegenwärtige → Mortalitätsrate bestehen bleibt.

Leitfadeninterview (semistructured interview): ein nichtstandardisiertes oder nur → halb standardisiertes Interview, dessen Gesprächsgrundlage jedoch eine Liste mit → offenen Fragen bildet (→ Interviewleitfaden), die zuvor vorbereitet wurde. Der Leitfaden wird in der Interviewsituation flexibel eingesetzt, die Fragen sollten von der Interviewpartnerin möglichst frei beantwortet werden.

Letalität, Letalitätsrate (case-fatality rate, ratio): Anteil der Personen mit einer bestimmten Krankheit, die in einem definierten Zeitraum daran sterben. Die Letalitätsrate wird meist in Prozent ausgedrückt:

$$\text{Letalität} = \frac{\begin{array}{c}\text{Anzahl der an einer bestimmten Krankheit}\\ \text{Gestorbenen (in einer bestimmten Zeit)}\end{array}}{\begin{array}{c}\text{Anzahl derer, an denen dieselbe Krankheit}\\ \text{diagnostiziert wurde (in derselben Zeit)}\end{array}} \times 100$$

Likert-Skala (Likert-scale): eine skalierte oder graduierte Form von → Items zur → Messung von Einstellungen und Bewertungen; dies wird auch Methode des summierten Ratings genannt, weil mehrere Items zur Messung einer Einstellungsdimension verwendet werden. Diese → Skala stellt eine bestimmte Form einer → Rating-Skala dar und ist nach dem amerikanischen Psychologen Rensis Likert (1932) benannt.

Zur Erstellung einer Likert-Skala werden Items gesammelt, die jene Aussagen darstellen, von denen angenommen wird, dass sie die interessierende Einstellung wiedergeben. Zum Beispiel: die Einstellung zu psychisch kranken Menschen, die Bewertung der eigenen Arbeitsbedingungen etc. Diesen Aussagen kann mehr oder weniger zugestimmt werden oder sie können mehr oder weniger abgelehnt werden.

Die Aussagen der Likert-Skala werden oft inhaltlich in unterschiedlichen Wertungsrichtungen formuliert, sodass eine positive Einstellung nicht nur durch Zustimmung ausgedrückt wird, sondern auch durch Ablehnung. So drückt bei dem Item „Psychische kranke Menschen sind vollwertige Mitglieder unserer Gesellschaft" die Zustimmung eine inhaltlich positive Einstellung aus, während bei der Aussage „Psychisch kranke Menschen sollten keine Kinder bekommen" die Ablehnung eine positive Einstellung ausdrückt.

Die Skalierung der Items wird häufig auf einer fünfstufigen Skala gemessen, z. B.: „stimme voll zu", „stimme eher zu", „bin unentschlossen", „stimme eher nicht zu", „stimme gar nicht zu". Gerne wird das in der Mitte liegende „unentschlossen" weggelassen, um eine Meinungsrichtung zu erzwingen. Der Skalenwert jeder Befragten (Score) wird als Summe der Einschätzungen der Items berechnet. Man hat damit nicht nur eine Einschätzung zu jedem einzelnen Item, sondern kann eine nummerische Gesamtaussage zu der erfragten Einstellung – z. B. zur Einstellung psychisch kranken Menschen gegenüber – machen. Häufig werden auch → Mittelwerte als Indizes verwendet, um Skalen mit einer unterschiedlichen Anzahl an Items vergleichen zu können.

Beispiel
Ausschnitt aus der Skala zum „Work-Family-Conflict" des COPSOQ (Copenhagen Psychosocial Questionnaire):
- „Die Anforderungen meiner Arbeit stören mein Privat- und Familienleben."
- „Dinge, die ich zu Hause machen möchte, bleiben wegen der Anforderungen meiner Arbeit liegen."
- „Wegen beruflicher Verpflichtungen muss ich Pläne für private oder Familienaktivitäten ändern."

Bei jedem Item kann eine der folgenden Antwortmöglichkeiten angekreuzt werden: stimme voll zu – stimme eher zu – unentschieden – stimme eher nicht zu – stimme nicht zu.
(📖 Nübling et al. 2005)

lineare Regression (linear regression): eine Zusammenhangsberechnung, die primär dazu dient, Zusammenhänge zwischen einer → Zielgröße (→ abhängige Variable) und einer Einflussgröße (→ unabhängige Variable) zu erkennen, ihren Einfluss zu quantifizieren und Vorhersagen zu ermöglichen. Bei mehreren Einflussgrößen spricht man von einer multiplen linearen Regression.

Bei der linearen Regression wird in einem → Streudiagramm eine (Regressions-)Gerade so durch eine Punktwolke gelegt, dass die Abstände – genauer: die quadrierten Abstände – der Punkte zur Geraden minimiert werden. Das → Bestimmtheitsmaß ermöglicht Aussagen darüber, wie gut die Regressionsgerade die Erhebungspunkte repräsentiert, d.h. wie stark die Punktwolke um die Regressionsgerade streut.

Liniendiagramm, Kurvendiagramm (polygon): die grafische Darstellung einer großen Anzahl von Messwerten, die durch eine Linie verbunden sind. Das Liniendiagramm eignet sich insbesondere dazu, Zeitverläufe zu veranschaulichen. Die Entwicklung von Aktienkursen erfolgt typischerweise mittels eines Liniendiagramms.

logistische Regression (logistic regression): ein → multivariates Verfahren, bei dem der Zusammenhang zwischen mehreren → unabhängigen Variablen und einer dichotomen → abhängigen Variable untersucht wird, z.B. Fehlgeburt ja/nein in Abhängigkeit vom Zigaretten- und Alkoholkonsum der Mutter. Im Rahmen der logistischen Regression wird die Wahrscheinlichkeit berechnet, mit der das Ereignis (hier: die Fehlgeburt) eintritt. Als Ergebnis werden jedoch keine Wahrscheinlichkeiten, sondern Chancenverhältnisse (→ Odds Ratios) angegeben.

Longitudinalstudie: → Längsschnittstudie.

M

Manipulation (manipulation): das bewusste Verändern der → unabhängigen Variablen in einem → Experiment, um deren Auswirkung auf die → abhängige Variable zu überprüfen. Ziel ist es, dadurch einen → Kausalzusammenhang zwischen zwei → Variablen zu prüfen.

Mann-Whitney-U-Test, Wilcoxon-Rangsummentest (Wilcoxon-rank-sum test): eine parameterfreie, für unabhängige → Stichproben geeignete Alternative zum unabhängigen → T-Test, wobei parameterfrei hier bedeutet, dass die → Normalverteilung nicht vorausgesetzt wird. Im Gegensatz zum T-Test ist der Mann-Whitney-U-Test auch für ordinale Daten geeignet.

Maß der zentralen Tendenz, Lagekenngröße: → Modus, → Median, → arithmetischer Mittelwert.

Matching, Erstellen von Kontrollgruppen (matching): ein Prozess, in dem vergleichbare Fälle für eine Studien- oder Fallgruppe gesucht werden (→ Fall-Kontroll-Studie). Der Einfluss ausgewählter externer Faktoren, z. B. Alter, Geschlecht oder Sozialindikatoren, soll dabei kontrolliert (→ Kontrolle) werden können, indem die externen Faktoren vergleichbar gemacht werden (→ Parallelisierung). Verschiedene Arten des Matchings sind verbreitet:
1. Individuell: Für jede einzelne Person der Fallgruppe wird eine Kontrollperson gesucht, z. B. im gleichen Alter oder aus demselben Ort.
2. Bezogen auf die → Häufigkeitsverteilung: Die Kontrollgruppe wird so zusammengestellt, dass die Häufigkeitsverteilung der → externen Variablen jener der Studiengruppe gleicht.
3. Paarbezogen: Dies ist ein individuelles Matching, bei dem die Fall- und die Kontrollperson jeweils als Paar einander zugeordnet werden (matched pairs).

Median (median): eine neben dem → Modus und dem → arithmetischen Mittelwert zentrale → Lagekenngröße bzw. ein → Maß der zentralen Tendenz. Der Median halbiert die der Größe nach geordneten Messwerte, d.h mindestens die Hälfte der Messwerte ist höchstens so groß und mindestens die Hälfte der Messwerte ist mindestens so groß wie der Median. Bei einer ungeraden Anzahl an Messwerten, die der Größe nach geordnet sind, ist der Median genau der mittlere Wert, bei einer geraden Anzahl sind es die beiden mittleren Werte bzw. der arithmetische Mittelwert dieser beiden Werte.

Beispiel
Bei den fünf Messwerten 1, 2, *2*, 4 und 6 stellt der dritte Beobachtungswert, d. h. der Wert 2, den mittleren Beobachtungswert und damit den Median dar.
Der Median, der sich ab Ordinalskalenniveau (→ Ordinalskala) eignet, ist unabhängig von „Ausreißern". Wird in der obigen Messwertreihe der Wert 6 durch den Wert 60 ersetzt, liegen der mittlere Messwert und damit der Median nach wie vor bei 2.

Memos (memos, memoing): die Notizen, die während des gesamten Prozesses der Datensammlung und -auswertung verfasst werden, um den Denkprozess der Forscherin wiederzugeben oder Ideen zum methodischen Vorgehen festzuhalten (→ Grounded Theory).

Merkmal: → Variable.

Messung (measurement): die an Regeln gebundene Zuweisung von Zahlen zu Objekten oder Ereignissen. Der Vorgang des Messens beinhaltet die Regeln, nach denen die Qualitäten von Objekten oder → Variablen in einer Untersuchung in Zahlen übersetzt werden. Bei psychologischen oder soziologischen Variablen wie Zufriedenheit, Depression, soziale Unterstützung müssen die Regeln für eine Untersuchung evtl. neu definiert werden. Bei vielen physikalischen Variablen hingegen sind sie weithin akzeptiert, wie z. B. bei Größe und Gewicht.

Messinstrument (measurement instrument, measurement tool): ein Instrument, mit dem in der Forschung Inhalte bzw. → Variablen gemessen werden (→ Messung). Messinstrumente sind z. B. ein → Fragebogen oder eine Risikoskala – also Assessmentinstrumente – oder physikalische Instrumente wie z. B. ein Thermometer, eine Waage oder ein Zentimetermaß. Alle derartigen Instrumente müssen bestimmten Qualitätskriterien genügen (→ Qualitätskriterien von diagnostischen Instrumenten/Tests, → Reliabilität, → Validität).

Messniveau, Skalenniveau (level of measurement): Art des Verhältnisses, in dem die Itemausprägungen (→ Item) einer → Skala zueinander stehen. Das Messniveau entscheidet darüber, welches statistische Verfahren eingesetzt werden kann. Man unterscheidet vier Skalenniveaus:

1. → **Nominalskala:** Sie stellt das niedrigste Messniveau dar. Auf ihr befinden sich Werte, die einander zwar ausschließen, jedoch keine Rangfolge besitzen, z. B. Fragen nach dem Geschlecht, nach Beruf, Familienstand oder Religionszugehörigkeit.
2. → **Ordinalskala:** Sie zeigt eine Reihenfolge an, jedoch können die Abstände zwischen den einzelnen Ausprägungen nicht genau bestimmt werden.

Das Unterscheidungskriterium heißt in diesem Fall nur „kleiner" und „größer" bzw. „mehr" oder „weniger", z. B.: sehr belastend – eher belastend – eher nicht belastend – nicht belastend.

3. → **Intervallskala:** Hier besitzen die Werte eine Reihenfolge mit gleich großen Zwischenräumen, es existiert jedoch kein absoluter Nullpunkt bzw. ist der Nullpunkt willkürlich festgelegt, z. B. bei der → Messung der Temperatur in Grad Celsius.
4. → **Ratio- oder Verhältnisskala:** Auf dieser Skala besitzen die Werte eine Reihenfolge mit gleich großen Intervallen, wobei auch ein absoluter Nullpunkt existiert, z. B. Gewicht, Größe, Puls, Blutdruck. Sie stellt das höchste Messniveau dar.

Je höher das Skalenniveau ist, desto mehr Freiheiten hat man bei der Auswahl statistischer Verfahren. Intervall- und Verhältnisskalen werden manchmal auch gemeinsam als metrische Skalen bezeichnet.

Messwiederholungsdesign (repeated-measures design): eine Art des experimentellen Designs (→ Experiment), bei der alle → ProbandInnen mehr als einer Intervention bzw. allen zu testenden Interventionen in randomisierter Reihenfolge (→ Randomisierung) ausgesetzt sind. Eine spezielle Form davon ist das → Crossover-Design.

Metaanalyse (meta-analysis): ein Verfahren, bei dem die Ergebnisse verschiedener quantitativer Untersuchungen zum selben Thema statistisch zusammengefasst werden. Ziel ist es, einen Überblick über den aktuellen Stand der Forschung zu einem bestimmten Thema zu bekommen und zu überprüfen, ob ein bestimmter Effekt innerhalb der → Population vorliegt und wie groß er ist. Ein weiteres Ziel besteht darin, die Datenbasis zu erweitern, um haltbarere Ergebnisse zu erlangen.

Metaparadigma (meta-paradigm): die „Weltanschauung" einer Disziplin, die jene Geltungsbereiche umfasst, in denen sich eine Disziplin von anderen Disziplinen unterscheidet. Darüber hinaus beschreibt das Metaparadigma die zentralen → theoretischen Begriffe, die für alle → Theorien einer Disziplin Gültigkeit besitzen. Für die Pflege lauten diese zentralen Begriffe: Person, Umwelt, Gesundheit und Pflege.

Metasynthese (meta-synthesis): ein Verfahren, bei dem Ergebnisse verschiedener qualitativer Untersuchungen zum selben Thema zusammengefasst werden. Mit einer Metasynthese sollen – über eine rein narrative Zusammenfassung mehrerer qualitativer Studien (→ qualitative Forschung) hinausgehend – die Ergebnisse der betreffenden Untersuchungen zu einer → Theorie, einer großen Erzählung oder einer Interpretation integriert werden.

Metatheorie (meta-theory): einfach ausgedrückt eine → Theorie über die Theorien einer bestimmten Disziplin. Ziel einer metatheoretischen Diskussion innerhalb einer Disziplin wie der Pflege ist es, einen Konsens bezüglich der zentralen → theoretischen Begriffe und der Strategien der Theorieentwicklung und -evaluation zu erreichen.

methodenexterne Triangulation: → methodenübergreifende Triangulation.

methodeninterne Triangulation (within-method triangulation): die Kombination verschiedener Methoden innerhalb eines Forschungsansatzes, um eine → Forschungsfrage zu beantworten, z. B. die Kombination von Feldbeobachtungen (→ Beobachtung) und → offenen Interviews im Rahmen der ethnografischen Forschung (→ Ethnografie).

methodenübergreifende Triangulation, methodenexterne Triangulation (across-method triangulation): die Kombination → qualitativer und → quantitativer Ansätze, um eine → Forschungsfrage zu beantworten (→ Triangulation).

metrische Skalen: Intervall- und Verhältnisskalen werden manchmal auch gemeinsam als metrische Skala bezeichnet (→ Messniveau).

Mittelwert, arithmetischer: → arithmetischer Mittelwert.

Modalwert: → Modus.

Modell, konzeptionelles: → konzeptionelles Modell.

Modus, Modalwert (mode): der häufigste Messwert oder, wenn es mehrere gleich häufige Messwerte gibt, die häufigsten Messwerte (bimodal bzw. multimodal). Der Modus ist unabhängig vom Datenniveau und daher bereits bei nominalen Daten anwendbar.

Morbidität (morbidity): jede Abweichung von physiologischem oder psychologischem Wohlbefinden. Die Morbidität ist ein Maß für das Vorkommen von Gesundheitsproblemen und Krankheiten.

Morbiditätsrate (morbidity rate, ratio): ein Maß für die Häufigkeit von gesundheitsbezogenen Ereignissen; sie bezieht sich auf → Inzidenzraten oder → Prävalenzraten von Gesundheitsproblemen bzw. Krankheiten. Nach Meinung führender EpidemiologInnen sollte dieser Begriff vermieden werden (📖 Last 2001).

Morbiditätsrate, standardisierte: → standardisierte Morbiditätsrate.

Mortalität, proportionale: → proportionale Mortalität.

Mortalitätsrate, Sterblichkeitsrate (mortality rate, death rate): die nummerische Darstellung jenes Anteils der Bevölkerung, der innerhalb eines bestimmten Zeitraums stirbt, dargestellt im Verhältnis zu einer → Risikopopulation oder auch zu der Gesamtpopulation (→ Grundgesamtheit). Sie wird auch als → rohe Mortalitätsrate oder Sterblichkeitsrate bezeichnet.

$$\text{rohe Mortalitätsrate} = \frac{\text{Zahl der Todesfälle in einem bestimmten Zeitraum}}{\text{Anzahl der Personen der Risikopopulation in demselben Zeitraum}} \ (\times 10^n)$$

Die Mortalitätsrate wird oft als Anzahl von Fällen pro 1000 oder pro 100 Mitglieder einer Population angegeben; sie wird dann mit dem entsprechenden Faktor 10^n multipliziert.

Mortalitätsrate, proportionale: → proportionale Mortalitätsrate.

Mortalitätsrate, rohe: → rohe Mortalitätsrate, → Mortalitätsrate.

Mortalitätsrate, standardisierte: → standardisierte Mortalitätsrate.

Mortalitätsstatistik, Todesursachenstatistik (mortality statistics): statistische Tabellen mit Informationen der Todesursachenbescheinigung. Neben der Todesursache umfasst sie in der Regel Alter, Geschlecht und die Wohnregion der Verstorbenen. Die Verschlüsselung der Todesursache erfolgt in der Regel nach dem ICD. Trotz Fehleranfälligkeit liefern diese Daten Informationen über Tendenzen im Gesundheitsstatus einer → Population.

multivariates Verfahren, multivariate Analyse (multivariate analysis): eine statistische Analyse bzw. ein statistisches Verfahren, bei dem die Beziehungen von mindestens drei → Variablen untersucht werden. Dies können sein: einerseits die Untersuchung der Wirkung verschiedener → unabhängiger Variablen auf eine → abhängige Variable (so wie bei der → multiplen linearen Regression oder der → logistischen Regression) oder andererseits die Suche nach denjenigen Faktoren, die einer Anzahl ähnlicher Items zugrunde liegen, so wie es bei der → Faktorenanalyse geschieht.

N

narratives Interview (–): eine Form des → qualitativen Interviews, bei dem das freie Erzählen im Vordergrund steht. Das narrative Interview wurde maßgeblich von dem deutschen Soziologen Fritz Schütze entwickelt und entstand aus der → biografischen Forschung.

Im Vordergrund eines narrativen Interviews steht die freie Erzählung. Es dient dazu, Einsicht in die subjektive Bedeutung einschneidender Erlebnisse einzelner Personen zu gewinnen. Daher werden vorab keine theoretischen Konzepte zum Thema ausgearbeitet, es gibt auch keinen → Interviewleitfaden im klassischen Sinne.

Das narrative Interview besteht aus drei Teilen:

1. aus der Erzählstimulierung in Form einer Initialfrage vonseiten der Interviewerin und der Bitte, zu erzählen;
2. aus der Präsentation der Erzählung der Befragten, in der die Interviewerin hauptsächlich die Rolle der Zuhörerin einnimmt;
3. aus der Phase des narrativen Nachfragens, in der die Interviewerin nach Abschluss der Erzählung nachfragen kann, z. B. zu einer bestimmten Lebensphase, die nur gestreift wurde, oder zu einer bestimmten Situation, die in der Haupterzählung kurz erwähnt, aber nicht näher ausgeführt wurde.

Für ein narratives Interview eignen sich nur Themen, zu denen es „etwas zu erzählen gibt", z. B. Themen mit einem starken Handlungsbezug oder noch unerforschte Gebiete.

naturalistische Forschung (naturalistic research): eine andere Bezeichnung für → quantitative Forschung.

nichtäquivalentes Kontrollgruppendesign (nonequivalent-control-group design): ein quasi-experimentelles Design (→ Quasi-Experiment), bei dem der Unterschied zum experimentellen Design (→ Experiment) darin besteht, dass keine randomisierte Zuordnung (→ Randomisierung) der → TeilnehmerInnen in die → Kontrollgruppe und in die → Versuchsgruppe stattgefunden hat. Der Begriff nichtäquivalent oder nonäquivalent bezieht sich auf diese fehlende → Randomisierung.

nichtäquivalentes Nur-Posttest-Design (nonequivalent-only-posttest design): ein quasi-experimentelles Design (→ Quasi-Experiment), bei dem keine → Randomisierung stattgefunden hat und bei dem die → abhängige Variable nur einmal – nämlich nach der Intervention, daher der Name Nur-Posttest-Design – gemessen wird.

nichtäquivalentes Prätest-Posttest-Design mit Kontrollgruppe (nonequivalent-control-group design): ein quasi-experimentelles Design (→ Quasi-Experiment), bei dem keine → Randomisierung stattgefunden hat und die → abhängige Variable mindestens zweimal, nämlich vor und nach der Intervention – daher der Name Prätest-Posttest-Design – gemessen wird.

nichtexperimentelles Design (nonexperimental-research design): ein Überbegriff für alle → Forschungsdesigns, bei denen keine → Manipulation der → unabhängigen Variablen stattgefunden hat. Bei diesem Typ von Design (→ Forschungsdesign) wird keine bewusste und kontrollierte Handlung (Intervention) seitens der Forscherin gesetzt, um z. B. einen Zusammenhang zwischen zwei → Variablen zu prüfen. Dadurch weisen diese Designs einen geringeren Grad an → Kontrolle über die Forschungssituation auf.

Unter den Begriff nichtexperimentelles Design fällt eine große Menge an sehr unterschiedlichen → Forschungsdesigns. Grundsätzlich kann man sie anhand dessen differenzieren, ob es darum geht, eine Beziehung zwischen Variablen zu erforschen – dann spricht man von korrelativen Designs (→ Korrelationsstudie) –, oder darum, den Forschungsgegenstand zu beschreiben (→ deskriptive Forschung). Unabhängig davon ob, es sich bei einem nichtexperimentellen Design nun um eine korrelative oder deskriptive Untersuchung handelt, kann man auch zwischen → Querschnitt- und → Längsschnittstudien unterscheiden. Hier wäre dann die Zeitdimension das charakterisierende Element.

Die Unterscheidung zwischen experimentellen (→ Experiment) und nicht experimentellen Designs kommt aus der → quantitativen Forschung.

nichtparametrischer Test (nonparametric statistics): ein Test für → Ordinal- oder → Nominalskalierungen und kleine → Stichproben, bei denen eine → Normalverteilung der Daten nicht angenommen wird.

nichtstandardisierte Beobachtung: → Beobachtung.

nichtteilnehmende Beobachtung: → Beobachtung.

Nicht-Zufallsstichprobe, Nicht-Zufallsauswahl (convenience sample, convenience sampling, nonprobability sample, nonprobability sampling): eine Gruppe von UntersuchungsteilnehmerInnen aus einer bestimmten → Grundgesamtheit, die nicht nach dem Zufallsprinzip ausgewählt wurde. Im Gegensatz zu einer → Zufallsauswahl haben nicht alle Elemente einer Grundgesamtheit die gleiche Chance, in die → Stichprobe zu gelangen. Deshalb ist die Nicht-Zufallsstichprobe in der Regel auch nicht repräsentativ. Sie ist jedoch leichter durchzuführen und in der Praxis das häufigste Verfahren. Zu den Nicht-Zufallsverfahren zählen:

- → **Gelegenheitsstichprobe:** Hier wählt man diejenigen Personen aus, die für die jeweilige Studie am leichtesten zugänglich sind, z. B. die nächsten 100 Patientinnen, die mit der Diagnose Brustkrebs auf die chirurgische Abteilung kommen.
- Verfahren der → gezielten Stichprobenziehung: Hierzu gehören
  - die → **Quotenstichprobe:** Hier geht man vor wie bei einer geschichteten Stichprobe (→ Zufallsstichprobe), nur wird aus den einzelnen Schichten keine Zufallsstichprobe gezogen, sondern eine → Gelegenheitsstichprobe. Dies ist eine gute Möglichkeit, um die → Repräsentativität von Nicht-Zufallsstichproben zu erhöhen, denn es werden Kenntnisse über die Zusammensetzung der Grundgesamtheit mit einbezogen.
  - die → **Stichprobenauswahl besonderer Fälle:** Hier werden StichprobenteilnehmerInnen ausgewählt, die typisch für eine bestimmte → Population sind oder eine ungewöhnliche Gruppe repräsentieren. Dabei setzt man Kenntnisse über die Population ein, um mittels genauer Auswahlkriterien typische Elemente der Population zu gewinnen. Je heterogener eine Population ist, desto größer ist bei diesem Vorgehen natürlich die Gefahr der Verfälschung.

Nominalskala (nominal scale): das → Mess- bzw. Skalenniveau, auf dem Objekte oder Ereignisse in → Kategorien eingeteilt werden. Diese schließen einander zwar aus, haben aber keine bestimmte Rangfolge.

nomothetisch (nomothetic): ein Begriff zur Kennzeichnung der Suche nach Gesetzmäßigkeiten in der naturwissenschaftlichen Forschung. Hier wird versucht, durch die Analyse allgemeingültige Aussagen abzuleiten.

Normalverteilung, Gauß'sche Normalverteilung, (normal distribution): eine in der Statistik besonders wichtige Verteilungsform für metrische, kontinuierliche Daten in einer typischen, symmetrischen, glockenförmigen Kurve. Die Bedeutung der Normalverteilung beruht zum einen darauf, dass viele statistische Testverfahren normalverteilte Daten voraussetzen, zum anderen beruht sie auf dem zentralen Grenzwertsatz (annähernd normalverteilte Stichprobenmittelwerte).

Allgemein lässt sich sagen, dass sich bei normalverteilten Daten etwa 95 % aller Daten innerhalb von zwei → Standardabweichungen um den → Mittelwert und etwa 99,7 % aller Daten innerhalb von drei Standardabweichungen um den Mittelwert befinden.

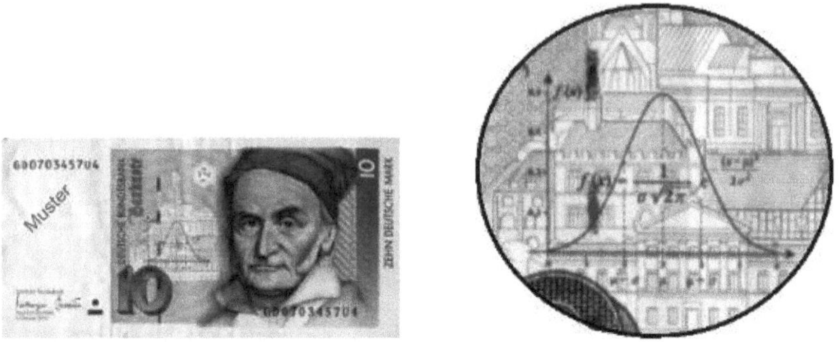

Abb. 6: Carl Friedrich Gauß und die Gauß'sche Glockenklurve auf dem alten bundesdeutschen Zehnmarkschein (Abbildung aus http://www.fh-friedberg.de/users/mlutz/JavaKurs/applets/GaussFit/GaussIndex.htm)

Nullhypothese, statistische Hypothese (null hypothesis): eine → Hypothese, in der formuliert wird, dass es *keine* Beziehung bzw. keinen Unterschied zwischen der → abhängigen und der → unabhängigen Variable gibt. Wenn durch die Studie signifikante (→ Signifikanz) Belege für eine Beziehung zwischen unabhängiger und abhängiger Variable gefunden werden, wird die Nullhypothese verworfen.

Beispiel
Zwischen der ländlichen und der städtischen Bevölkerung gibt es keinen Unterschied in der Einstellung gegenüber psychisch kranken Menschen.

Nur-Posttest-Design (posttest-only design): ein experimentelles Design (→ Experiment), bei dem die → abhängige Variable bei jeder Gruppe nur einmal – und zwar bei der → Versuchsgruppe nach der → Manipulation der → unabhängigen Variablen – gemessen wird.

Nur-Posttest-Design, nichtäquivalentes: → nichtäquivalentes Nur-Posttest-Design

O

objektive Hermeneutik (hermeneutics): ein inhaltsanalytisches (→ Inhaltsanalyse) Verfahren der qualitativen Sozialforschung (→ qualitative Forschung) mit dem Ziel der „Sinnerschließung" einer „sinnkonstruierten Welt" des menschlichen Lebens. Zentral für die Methode ist die Unterscheidung zwischen latentem bzw. objektivem Sinn einerseits und subjektiv-intentionalem Sinn andererseits, speziell in Texten. Damit werden die unterschiedlichen Sinnstrukturen bzw. vor allem der subjektiv gemeinte Sinn von Aussagen und Handlungen rekonstruiert (→ Hermeneutik).

Objektivität (objectivity): das Ausmaß, in dem die Studienergebnisse von der Forscherin unabhängig sind. Objektivität steht für die intersubjektive Nachvollziehbarkeit einer Forschungsarbeit und ist ein → Gütekriterium der → quantitativen Forschung.

Odds (odds): die Wahrscheinlichkeit, dass bei einer Risikogruppe oder bei einer → Exposition ein gesundheitsbezogenes Ereignis eintritt, im Verhältnis zu der Wahrscheinlichkeit, dass es nicht eintritt oder ein anderes Ereignis eintritt.

> **Beispiel**
> Wenn von 100 SchnapstrinkerInnen – die Exposition ist hier das Schnapstrinken – 60 eine Leberzirrhose entwickeln und 40 nicht, dann beträgt dieses Verhältnis 60:40. Die Wahrscheinlichkeit, d. h. die Chance für eine Schnapstrinkerin, eine Leberzirrhose zu bekommen, ist demnach um den Faktor 1,5 größer, als sie nicht zu bekommen.

Odds Ratio, OR (odds ratio): ein Maß dafür, um wie viel höher oder niedriger die Wahrscheinlichkeit ist, dass ein Gesundheitsproblem, eine Krankheit oder ein anderes gesundheitsbezogenes Ereignis bei → Exposition oder bei einer Risikogruppe auftritt, als die Wahrscheinlichkeit, dass ein solches Ereignis eintritt, wenn keine Exposition oder kein → Risikofaktor vorhanden ist. Die Odds Ratio ist das Verhältnis zweier → Odds. Retrospektiv betrachtet ist es die Wahrscheinlichkeit, dass bei Vorhandensein eines Gesundheitsproblems (Fälle) eine Exposition erfolgte, im Verhältnis zur Wahrscheinlichkeit, dass beim Ausbleiben eines Gesundheitsproblems (Kontrollen) eine Exposition erfolgte.

$$\text{OR} = \frac{\text{Fälle mit Exposition/Fälle ohne Exposition} \atop \text{(= Chance der Fälle, einer Exposition ausgesetzt zu sein)}}{\text{Kontrollen mit Exposition/Kontrollen ohne Exposition} \atop \text{(= Chance der Kontrollen, einer Exposition ausgesetzt zu sein)}}$$

Tab. 2: Odds Ratio am Beispiel Rauchen und Lungenkrebs

	Personen mit Lungenkrebs (Fälle)	Personen ohne Lungenkrebs (Kontrollen)
RaucherInnen	475	431
NichtraucherInnen	7	61
OR = (475/7)/(431/61) = (475 x 61)/(431 x 7) = 9,6 Die Wahrscheinlichkeit oder das → Risiko, an Lungenkrebs zu erkranken, ist bei RaucherInnen 9,6-mal höher als bei NichtraucherInnen.		

offene Beobachtung: → Beobachtung.

offene Frage (open-ended question): eine Frage, bei der die Befragten ihre Antwort mit eigenen Worten formulieren müssen.

offenes Interview, unstrukturiertes Interview (unstructured interview): die Bezeichnung für ein → Interview, bei dem man sich ohne konkreten Leitfaden und ohne theoretische Vorstrukturierung des Forschungsgegenstandes in die Interviewsituation begibt. Daher wird das offene Interview manchmal auch als unstrukturiertes Interview bezeichnet. Das offene Interview ist die Idealform des → qualitativen Interviews.

offenes Kodieren (open coding): der erste Schritt beim Auswerten von Daten im Rahmen der → Grounded Theory.

ökologische Studie (ecological study): eine Studie, bei der die Analyseeinheiten Bevölkerungen von Staaten oder definierten Regionen sind und nicht Individuen. Meist werden Durchschnittsdaten der Bevölkerung aus verschiedenen Quellen zusammengeführt, die die Durchführung einer ökologischen Studie relativ einfach machen, z. B. der durchschnittliche Absatz eines Medikaments und die → Mortalitätsrate einer damit in Verbindung zu bringenden Krankheit. Beziehungen können untersucht werden, indem → Populationen verschiedener Regionen oder Staaten verglichen werden oder auch indem dieselbe Region zu unterschiedlichen Zeiten untersucht wird.

Ökologische Studien können Zusammenhänge aufzeigen, die allerdings nur als → Hypothesen für weitere Studien dienen können. Mögliche Erklärungen unterliegen der Gefahr des → ökologischen Fehlschlusses. Dies ist eine relativ einfache und kostengünstige Art von Studie, da die Daten bereits vorhanden sind und nur sinnvoll zusammengeführt werden müssen.

Beispiel
In einer chinesischen Provinz wurden Daten der von verschiedenen Bevölkerungsgruppen verkauften Salzmenge mit Daten über die Sterblichkeit im Zusammenhang mit Ösophaguskarzinomen bei diesen Bevölkerungsgruppen zusammengeführt. Jene Bevölkerungsgruppen, bei denen die verkaufte Salzmenge höher war, wiesen auch eine durch Ösophaguskarzinome erhöhte Sterblichkeit auf (→ ökologischer Fehlschluss).

ökologischer Fehlschluss (ecological fallacy, ecological bias): ein Fehlschluss, der aufgrund eines bestehenden Zusammenhangs in einer → ökologischen Studie gezogen wird. Der Zusammenhang kann zwar auf aggregierter Ebene bestehen, existiert jedoch nicht auf individueller Ebene.

Beispiel
Auch wenn die durch Ösophaguskarzinome erhöhte Sterblichkeit in den verschiedenen Regionen einer chinesischen Provinz in deutlichem Zusammenhang mit den dort jeweils verkauften Menge an Speisesalz steht, können andere mögliche Ursachen für die erhöhte Sterblichkeit nicht ausgeschlossen werden. So wäre es z. B. möglich, dass Personen mit einem hohen Speisesalzverbrauch auch besonders viel Alkohol konsumieren (vgl. 🕮 Beaglehole/Bonita/Kjellström 1997, S. 59).

Operationalisierung, operationale Definition (operationalization): das Umwandeln aller zu untersuchenden → Variablen in konkrete Forschungsoperationen, um die in der → Forschungsfrage beschriebenen Studienvariablen messbar zu machen.

Beispiel
Die Entwicklung eines Fragebogens zur Unterrichtsevaluation
Zunächst wird theoretisch definiert, welche Faktoren und Variablen die Qualität eines Unterrichts ausmachen oder beeinflussen. Diese sind u. a. der/die LehrerIn als handelnde Person, der Unterricht selbst in seiner Struktur, die Umgebung etc. Jede dieser Variablen wird nun weiter „aufgeschlossen", z. B. werden in Bezug auf den/die LehrerIn die Kompetenzen definiert, die ein „guter" Lehrer haben muss. Diese werden dann in konkrete Forschungsoperationen, also in messbare Größen umgewandelt: in diesem Fall in konkrete Fragen wie Fragen nach konkreten Handlungen etc.

Tab. 3: Entwicklung eines Fragebogens zur Unterrichtsevaluation

Lehrer	fachliche Kompetenz	Der Lehrer konnte Fragen zum Fach beantworten
		Der Lehrer konnte den Bezug zur Praxis gut herstellen
		Die Lehrveranstaltung war theoretisch gut fundiert
		etc.
	didaktische Kompetenz	
	Interaktionskompetenz	
	etc.	

OR: → Odds Ratio.

Ordinalskala, Rangskala (**ordinal scale**): ein → Messniveau, das die Rangfolge von Objekten oder Ereignissen anzeigt. Diese Reihenfolge ist aber eine relative, und die Messabstände zwischen den einzelnen Objekten oder Ereignissen sind nicht zwangsläufig gleich groß.

Originalstudien (**original studies**): eine Bezeichnung für Studien, in denen man Fragestellungen nachgeht, die in dieser Form noch nicht beantwortet wurden. Hier wird also eine einzigartige oder neue Forschungsidee von einer Forscherin aufgegriffen und bearbeitet.

Outcome (**outcome**): jede Art von Ergebnis, das auf einen ursächlichen Faktor, auf Interventionen, Prozeduren, Dienstleistungen oder andere Maßnahmen zurückzuführen ist. Der Outcome wird meist als Veränderung des Gesundheitszustandes definiert.

P

p-Wert (p-value): ein Wert, der die Wahrscheinlichkeit angibt, dass bei Vorliegen der → Nullhypothese die beobachteten Gruppenunterschiede (oder noch extremere Abweichungen) zufällig auftreten (engl. probability [p]: Wahrscheinlichkeit) (→ Signifikanzniveau).

Panelstudie: → Längsschnittstudie.

Paradigma, interpretatives: → interpretatives Paradigma.

Paradigmafall (paradigm case): ein Charakteristikum phänomenologischer Analysen (→ phänomenologische Forschung). Er stellt einen besonders herausragenden Fall dar, der exemplarisch für die Beschreibung des Phänomens steht und seine bestimmenden Muster aufzeigt.

Parallelisierung: → Kontrolle, → Matching.

Parameter (parameter): eine nummerische Messgröße oder Messzahl, die ein → Merkmal kennzeichnet. Der Begriff wird häufig bezogen auf das Kennzeichen einer → Population (→ Populationsparameter).

parametrischer Test (parametric statistics): ein Test, bei dem die → Messung mindestens auf Intervallskalenniveau (→ Intervallskala) stattfindet und bei dem man annimmt, dass die → Variable in der → Population insgesamt normalverteilt ist (→ Normalverteilung).

Pearson-Korrelation (Pearson correlation, Pearson's r, product-moment-correlation coefficient): ein Maß, das die Größe und Richtung eines linearen Zusammenhangs zwischen zwei metrischen (und → normalverteilten) → Variablen anzeigt (→ Korrelation).

Peer-Review (peer review): der Prozess, in dem ein Manuskript – z. B. ein Forschungsartikel oder eine wissenschaftliche Abhandlung – von einem oder mehreren FachkollegInnen, den Peers, gelesen und bewertet wird. Peer-Review-Verfahren werden zur Sicherung der wissenschaftlichen Qualität von Zeitschriften, Kongressen, wissenschaftlichen Buchreihen etc. eingesetzt.

Periodenprävalenz (period prevalence): die → Prävalenz eines gesundheitsbezogenen Zustands oder eines anderen Ereignisses während eines definierten Zeitraums (→ Periodenprävalenzrate).

Periodenprävalenzrate (period-prevalence rate, ratio): die → Prävalenz eines gesundheitsbezogenen Zustands während eines definierten Zeitraums, bezogen auf die mittlere → Risikopopulation in diesem Zeitraum.

$$\text{Periodenprävalenzrate (PP)} = \frac{\text{Anzahl der Personen mit dem Gesundheitsereignis in einem bestimmten Zeitraum}}{\text{Durchschnittliche Anzahl der Personen in der Risikopopulation in demselben Zeitraum}}$$

permanente vergleichende Analyse, konstantes Vergleichen (constant-comparison analysis, constant-comparison method): eine für die → Grounded Theory typische Vorgehensweise im Rahmen der Datenauswertung, bei der die in den Daten identifizierten → Kodierungen und → Kategorien kontinuierlich mit den neu gewonnenen Daten verglichen werden, sodass sich Gemeinsamkeiten und Abweichungen bestimmen und Kategorien verdichten bzw. Kategorien und Themen verfeinern oder ausdifferenzieren lassen.

Pflegeforschung, klinische: → klinische Pflegeforschung.

Phänomenologie (phenomenology): eine philosophische Position, die als „Lehre von den konkreten Erscheinungen" übersetzt werden kann und das Wesen der Dinge zu erforschen sucht. Der Grundgedanke ist, an den Perspektiven der einzelnen Menschen, an ihren Intentionen und den subjektiven Bedeutungen, die bestimmte Ereignisse oder Phänomene für sie haben, anzuknüpfen und diese sichtbar und nachvollziehbar darzustellen. Damit steht die „gelebte Erfahrung bzw. Wahrnehmung des Menschen" („lived experience") im Mittelpunkt des Interesses.

In der Philosophie werden verschiedene phänomenologische Richtungen unterschieden. In der Pflegeforschung dominiert die interpretative oder hermeneutische (→ Hermeneutik) Phänomenologie als Grundlage für → phänomenologische Forschung. Eine maßgebliche phänomenologische Pflegewissenschaftlerin, die diese Richtung für die Pflegeforschung beschrieben hat, ist die US-Amerikanerin Patricia Benner. Interpretative oder hermeneutische Phänomenologie baut vor allem auf den Werken der Philosophen Edmund Husserl, Martin Heidegger, Søren Kierkegaard, Maurice Merlau-Ponty, Ludwig Wittgenstein, Hubert L. Dreyfuss und Stuart E. Taylor auf.

phänomenologische Forschung (phenomenology): eine Richtung der → qualitativen Forschung, deren Ziel es ist, Phänomene und ihre Erscheinungsweisen zu untersuchen und ihr Wesen aufzudecken und zu verstehen. Der Ursprung dieser qualitativen Forschungsrichtung liegt in der gleichnamigen philosophischen Bewegung (→ Phänomenologie).

Das Bestreben phänomenologischer Forschung ist es, Erfahrungen und Erlebnisse sowie deren Bedeutung in der Eigenwelt des jeweiligen Menschen zu verstehen. Daher sollen die Phänomene so beschrieben werden, wie sie für die Einzelne sind und nicht, wie sie aufgrund von Vorkenntnissen oder Vorurteilen der Forscherin oder in der → Theorie erscheinen mögen. Nicht eine breite Beschreibung bestimmter Gegenstandsfelder ist dabei wichtig, sondern eine gezielte, tief gehende Analyse einzelner Phänomene. So sollen Erfahrungen und ihre Bedeutung durch einen intensiven Dialog mit derjenigen Person erkannt werden, die diese Erfahrungen durchmacht.

In der phänomenlogischen Forschung werden in erster Linie → offene Interviews verwendet. Manchmal wird auch ein Leitfaden als grobe Richtlinie eingesetzt, jedoch stehen → offene Fragen zum untersuchten Phänomen im Vordergrund, um die Interviewten von ihren persönlichen Erfahrungen erzählen zu lassen. Manchmal führt man mehrere → Interviews pro „Fall", um das betreffende Phänomen zu verstehen und ausführlich beschreiben zu können („dichte" Beschreibung). Auch Feldbeobachtungen (→ Beobachtung) werden manchmal ergänzend eingesetzt.

Wie bei vielen qualitativen Methoden sind auch hier Datenerhebung und Datenauswertung nicht streng voneinander getrennt. Die Datenanalyse stützt sich auf das interpretierende Verstehen im Sinne des → hermeneutischen Zirkels.

Bei der Datenanalyse stehen folgende Vorgehensweisen im Vordergrund: → Paradigmafall, Einzelfallanalyse, thematische Analyse, Musterbeispiel. Ein Paradigmafall ist ein besonders herausragender Fall, der exemplarisch für die Beschreibung des Phänomens steht, d. h. der die bestimmenden Muster aufzeigt. Bei der Einzelfallanalyse werden alle Interviews eines Falles einzeln ausgewertet. Bei der anschließenden thematischen Analyse geht es darum, Themen herauszufinden, die alle betreffen, d. h. man bearbeitet anhand verschiedener Themen alle Interviews. Ein Musterbeispiel schließlich ist eine Geschichte oder ein Ausschnitt, der oder die typisch für einen wichtigen Aspekt des Phänomens ist.

Im Feld der qualitativen Forschung ist der Anwendungsbereich der Phänomenologie sehr breit. Man wählt diese Methode, wenn man spezielle Aspekte des Alltagslebens einer spezifischen Gruppe oder eines Individuums untersuchen will – z. B. Erfahrungen von Menschen, die scheintot waren oder die einen Schlaganfall erlebt haben, das Körpererleben von Frauen mit Brustkrebs etc. Das heißt, die → Forschungsfragen befassen sich immer mit Erfahrungen des täglichen Lebens, z. B.: „Welche Bedeutung hat die Entfernung des Uterus für das Körpererleben einer Frau?"

PIKE-Schema (PICO format): Abkürzung für die Komponenten, die in einer Frage nach der → Effektivität pflegerischer Maßnahmen enthalten sein sollen:

P: Pflegebedürftige, PatientInnen: Eingrenzung auf die Gruppe der Pflegebedürftigen, auf die die Intervention zutreffen soll, z. B. Patienten mit Diabetes mellitus Typ II, die insulinpflichtig sind;

I: Intervention: Beschreibung der Intervention, deren Wirkung erforscht werden soll;

K: Kontrollintervention: Beschreibung einer Vergleichsintervention, mit der die Wirkung der Intervention verglichen werden soll; dieses Element kann – falls eine Vergleichsintervention nicht vorliegt oder ein Vergleich nicht von Interesse ist – auch weggelassen werden;

E: Ergebnismaß: Formulierung des → Outcomes, des Ergebnisses, das die Intervention erzielen soll.

Die Frage soll so formuliert werden, dass sie alle vier Komponenten enthält.

Beispiel
Führt der Einsatz von atemstimulierenden Einreibungen (I) bei BewohnerInnen von Altenheimen (P) im Vergleich zu Atemübungen ohne Körperberührung (K) zu einer Verbesserung der Schlafqualität (E) dieser BewohnerInnen?

Das Pike-Schema ist relevant, wenn es darum geht, Forschungsliteratur zu konkreten pflegerischen Interventionen zu suchen. Es ist nicht für jede pflegerische Fragestellung, für die Forschungsnachweise gesucht werden, anzuwenden, weil nicht alle Probleme oder Fragen auf die → Wirksamkeit von Interventionen abzielen.

Pilotstudie (pilot study): eine Studie, die man im Vorfeld einer großen Studie zur Erprobung des Designs (→ Forschungsdesign) oder der Methoden an einer kleineren → Stichprobe durchführt. Man verwendet dasselbe Design, das auch für die eigentliche Studie geplant ist und führt die Pilotstudie mit → ProbandInnen durch, die aus derselben → Population stammen. Damit sollen nicht nur die Instrumente getestet werden, sondern auch das Studiendesign, das gesamte geplante Vorgehen.

Placebo (placebo): ein Scheinmedikament oder eine therapeutische Scheinmaßnahme ohne Wirkstoff bzw. ohne spezifischen Wirkmechanismus.

Placeboeffekt (placebo effect): die positive Wirkung von Substanzen oder Maßnahmen, die keinen spezifischen Wirkstoff enthalten bzw. keinen spezifischen Wirkmechanismus aufweisen. Die beobachtete therapeutische Wirkung entsteht ausschließlich aufgrund des Glaubens der Patientin an die → Wirksamkeit der Substanz oder der Maßnahme.

PM: → proportionale Mortalität.

PMR: → proportionale Mortalitätsrate.

Polaritätsprofil, semantisches Differenzial (semantic-differential scale): eine Serie gegensätzlicher Adjektive, mit deren Hilfe Personen, Situationen oder andere Objekte beurteilt werden sollen. Häufig wird dafür eine siebenstufige → Skala verwendet. Dies stellt eine Form der → Rating-Skala dar.

Beispiel
Studierende wurden gebeten, die Begriffe „alte Menschen" und „Ich als alter Mensch" zu beschreiben. Die Frage lautete: „Nachstehend finden Sie 25 Gegensatzpaare. Sie werden nun gebeten, den Begriff (...) mit Hilfe dieser Gegensätze zu beurteilen. Meinen Sie also, dass er z. B. eher mit ‚sicher' als mit ‚unsicher' zusammenhängt, machen Sie Ihr Kreuz bei 1, 2 oder 3. Je mehr Sie ‚sicher' urteilen, desto weiter müssen Sie nach links, je mehr Sie ‚unsicher' urteilen, desto weiter müssen Sie nach rechts gehen (...)."
Danach wurden die Studierenden gebeten, dasselbe für ihre Vorstellung von sich selbst als alter Mensch vorzunehmen.

Tab. 4: Beispiel Polaritätsprofil (📖 Friedrichs 1985, S. 186 ff.)

	1	2	3	4	5	6	7	
sicher								**unsicher**
heiter								**traurig**
ausgeglichen								**wechselhaft**
stark								**schwach**
...								...

Population: → Grundgesamtheit.

Population, erreichbare: → Grundgesamtheit.

Population, standardisierte: → standardisierte Population.

Populationsparameter (population parameter): die Kennzahl oder Messgröße einer → Population (→ Parameter), z. B. das Durchschnittsalter aller Pflegenden, die in Krankenhäusern arbeiten.

Positivismus (positivism): eine auf der Philosophie basierende Logik, die sich aus den Reihen von Philosophen des sogenannten Wiener Kreises entwickelte. Die → wissenschaftstheoretische Position des logischen Positivismus macht das Positive zum Prinzip allen wissenschaftlichen Wissens, wobei der Begriff positiv hier nicht für das Gegenteil von negativ steht, sondern das Gegebene, tatsächliche bzw. unbezweifelbar Vorhandene bezeichnet. Dieser Grundsatz, dass das Positive die Grundlage wissenschaftlichen Wissens sei, wird durch das Prinzip der **Verifikation** ausgedrückt. Dieses besagt, dass es bei der Überprüfung von → Theorien und → Hypothesen vor allem um das Beweisen der Richtigkeit von Annahmen geht, d. h. eine Theorie bzw. Hypothese wird dann als wahr bewertet, wenn die Beobachtungen die Aussage belegen. Die Theorie bzw. Hypothese gilt in diesem Fall als verifiziert. Das der Verifikation entgegengesetzte Prinzip ist die Falsifikation im → kritischen Rationalismus.

Posttest (posttest): die Bezeichnung für eine → Messung, die nach einer Intervention, z. B. im Rahmen eines → Experiments (→ Prätest-Posttest-Design, → Nur-Posttest-Design), durchgeführt wird, um die Auswirkung der → unabhängigen Variablen auf die → abhängige Variable zu messen.

Power: → Teststärke.

Power, statistische: → Teststärke.

Poweranalyse: → Fallzahlschätzung.

prädiktive Validität: → Validität.

Prämisse (premise): in der deduktiven Logik (→ Deduktion) eine theoretische Annahme über einen Zusammenhang oder eine Beziehung zwischen → theoretischen Begriffen, aus der eine logische Schlussfolgerung bzw. eine → Hypothese abgeleitet werden kann. Gehört zur Gruppe der → Propositionen.

> **Beispiel**
> Alle Pflegekräfte der Station X sind Angestellte
> der Klinik Y. → 1. Prämisse
> Frau H. ist Teil des Pflegeteams auf Station X. → 2. Prämisse
> Daher ist Frau H. Angestellte der Klinik Y. → Schlussfolgerung

Prätest, Pretest (pretest): 1. eine Bezeichnung für die Überprüfung der Verständlichkeit und Handhabbarkeit eines Instruments oder für die Überprüfung der Durchführbarkeit eines Vorgehens, bevor es bei einer Untersuchung eingesetzt wird;

2. die Bezeichnung für eine → Messung, die vor einer Intervention, z. B. im Rahmen eines → Experiments (→ Prätest-Posttest-Design), durchgeführt wird. Dadurch wird der Unterschied zwischen der Situation vor der Intervention und der Situation nach der Intervention, in der nochmals dieselbe Messung durchgeführt wird (→ Posttest), sichtbar.

Für diesen Begriff findet man im Deutschen zwei Schreibweisen: die an das Lateinische angelehnte Form „Prätest" und das aus dem Englischen stammende „Pretest".

Prätest-Effekt (pretest-effect): eine nicht geplante und nicht erwünschte Auswirkung des → Prätests auf die Ergebnisse des → Posttests.

Bei wiederholten → Messungen mit einem Instrument, z. B. vor und nach einer Intervention, können sich die → ProbandInnen an die Untersuchungssituation und den Test selbst gewöhnen. Ein Unterschied in den Messwerten der → abhängigen Variable kann allein schon durch die Gewöhnung der Patientin und nicht als Folge einer Intervention der Forscherin, d. h. nicht als Folge der → Manipulation der → unabhängigen Variable entstehen. Dieser Effekt wird auch Testübungseffekt (engl.: Testing) genannt.

Prätest-Posttest-Design (pretest-and-posttest design): ein experimentelles Design (→ Experiment) mit → Kontrollgruppe oder ein quasi-experimentelles Design (→ Quasi-Experiment) ohne Kontrollgruppe, bei dem die → abhängige Variable bei jeder Gruppe zweimal, nämlich bei der → Versuchsgruppe vor und nach der → Manipulation der → unabhängigen Variablen, gemessen wird (→ Single-Group-Pretest-Posttest-Design).

Prätest-Posttest-Design, nichtäquivalentes: → nichtäquivalentes Prätest-Posttest-Design.

Prävalenz (prevalence): die Häufigkeit des Vorkommens eines gesundheitsbezogenen oder anderen Ereignisses in einer gegebenen → Population zu einer bestimmten Zeit. Ohne weitere Kennzeichnung ist in der Regel die → Punktprävalenz, d. h. die Prävalenz zu einem bestimmten Zeitpunkt, gemeint. Häufig wird die Prävalenz in Form der → Prävalenzrate ausgedrückt. Von der Punktprävalenz zu unterscheiden ist die → Periodenprävalenz, die das Vorkommen eines gesundheitsbezogenen Zustands zwischen dem Beginn und dem Ende eines definierten Zeitraums bezeichnet, z. B. die Prävalenz von grippalen Infekten in einer Schule während eines Schuljahrs.

Prävalenzrate (prevalence rate, ratio): das Verhältnis der Zahl der Individuen, die ein bestimmtes gesundheitsbezogenes Merkmal aufweisen, zur Gesamtzahl der untersuchten → Population (→ Prävalenz).

$$\text{Prävalenzrate (P)} = \frac{\text{Anzahl der Personen mit dem gesundheitsbezogenen Merkmal zu einem bestimmten Zeitpunkt}}{\text{Anzahl der Personen in der Risikopopulation zu demselben Zeitpunkt}}$$

Die Prävalenzrate wird oft als Anzahl von Fällen pro 10.000 oder pro 1000 Mitglieder einer Population angegeben und dann mit dem entsprechenden Faktor 10^n multipliziert.

Pretest: → Prätest.

ProbandIn (subject, research subject): Bezeichnung für einen Menschen, der an einer Forschungsstudie teilnimmt.

problemzentriertes Interview (problem centered interview): eine Form des → qualitativen Interviews, das auf einen bestimmten, vorab definierten Problembereich fokussiert ist.

Ziel dieser von dem deutschen Psychologen Andreas Witzel konzipierten Interviewform ist es, die persönliche Sichtweise der Befragten zu gewissen Problembereichen innerhalb der Gesellschaft zu erfassen. Anhand eines flexiblen → Interviewleitfadens werden all jene Aspekte eines Problems behandelt, die von der Forscherin als relevant erachtet werden. Im Interview selbst soll die Befragte zwar möglichst frei zu Wort kommen, damit es einem offenen Gespräch möglichst nahe kommt, der Schwerpunkt liegt aber auf einer bestimmten Problemstellung, die die Interviewerin einbringt und auf die sie immer wieder zurückkommt.

Anwendung findet diese Form des Interviews bei Fragestellungen, die keinen rein explorativen Charakter (→ Exploration) mehr haben – d. h. bei Problemen, über die bereits etwas bekannt ist – oder bei stärker theoriegeleiteten Fragestellungen, wo konkrete und spezifische Fragen im Vordergrund stehen.

prognostische Validität: → Validität.

proportionale Mortalität, proportionale Sterblichkeit (proportional mortality, PM): die nummerische Darstellung der an einer bestimmten Krankheit Gestorbenen im Verhältnis zu allen Gestorbenen.

proportionale Mortalitätsrate, proportionale Sterblichkeitsrate (proportional-mortality ratio, PMR): das Verhältnis der → proportionalen Mortalität in einer bestimmten → Population zur proportionalen Mortalität in einer Vergleichspopulation, also der Anteil der an einer bestimmten Ursache Verstorbenen in einer Population im Vergleich zum Anteil der an einer bestimmten Ursache (meist dieselbe Ursache) Verstorbenen in einer anderen Population.

$$\text{PMR} = \frac{\text{Anteil Verstorbener aufgrund einer spezifischen Ursache oder Krankheit in Population A}}{\text{Anteil Verstorbener aufgrund dieser spezifischen Ursache oder Krankheit in Population B}}$$

Die Vergleichspopulation ist häufig eine Standardpopulation, die die erwarteten Werte enthält.

$$\text{PMR} = \frac{\text{Beobachteter Anteil Gestorbener aufgrund einer spezifischen Ursache oder Krankheit (Studienpopulation)}}{\text{Erwarteter Anteil Gestorbener aufgrund dieser spezifischen Ursache}}$$

(📖 Bhopal 2002, S. 192)

proportionale Sterblichkeit: → proportionale Mortalität.

proportionale Sterblichkeitsrate: → proportionale Mortalitätsrate.

Proposition (proposition): ein genereller Begriff für logische Aussagen über Zusammenhänge oder Beziehungen zwischen theoretischen Begriffen in → Theorien oder in deduktiven Schlussfolgerungen (→ Deduktion). Dazu gehören u. a. → Axiom, → Theorem, → Prämisse und → Hypothese. Welcher dieser Begriffe als Proposition zur Anwendung kommt, hängt vom Inhalt und Zweck der Aussage ab, z. B. ob sie als grundsätzlich wahr gilt oder ob es sich um ein Axiom handelt. Ebenso hängt die Wahl der Proposition vom Kontext ab, in dem sie verwendet wird, z. B. ob es sich um eine Theorie oder eine Schlussfolgerung handelt.

prospektive Studie (prospective study): die Bezeichnung für eine Untersuchung, bei der man im Zeitverlauf vorwärtsgerichtet nach einer Wirkung oder dem Auftreten einer Verhaltensweise sucht.

psychometrische Studie (psychometric assessment, psychometric analysis): eine Bezeichnung für Studien, die sich mit den methodischen (Mess-)Eigenschaften von psychometrischen Skalen bzw. – in der Pflegewissenschaft – auch von Assessment-Instrumenten, z. B. einer → Skala zur Einschätzung des Dekubitusrisikos, beschäftigen. Ziel dieser Studien ist u. a. der Nachweis der → Validität und → Reliabilität von → Messinstrumenten. Psychometrie ist aber auch eine Sammelbezeichnung für psychologische Forschungen oder Erhebungen, die sich quantitativer (messender) Methoden bedienen.

Punktprävalenz (point prevalence): das Auftreten eines Gesundheitsproblems oder eines anderen Ereignisses zu einem bestimmten Zeitpunkt (→ Prävalenz).

Q

Quasi-Experiment (quasi experiment): ein → Forschungsdesign mit experimentellem Aufbau, dem jedoch ein oder mehrere für ein klassisches → Experiment charakteristische Merkmale, wie z. B. die → Randomisierung, fehlen.

qualitative Forschung (qualitative research): ein Forschungsansatz, mit dem Phänomene des menschlichen Erlebens möglichst ganzheitlich und von innen heraus (subjektiv) erfahren und verstanden werden sollen. Man bedient sich dabei offener, nichtstandardisierter Erhebungsverfahren und interpretativer Auswertungsmethoden. Ziel ist es, theoretische Konstrukte über die beforschten Phänomene zu entwickeln, nicht aber, allgemein gültige Aussagen zu machen.

Die qualitative Forschung entwickelte sich unter dem Einfluss des → Interpretativismus, der → Phänomenologie und des → symbolischen Interaktionismus. Diese Denkansätze wiederum wurzeln in der Philosophie. Qualitatives Forschen beruht auf Vorstellungen, die den Geisteswissenschaften nahe stehen und greift auf die → Induktion als grundlegenden Gedankengang des Erkenntnisgewinns zurück

qualitative Inhaltsanalyse nach Mayring (qualitative content analysis): eine → reduktive Auswertungsmethode von qualitativen Daten, benannt nach dem deutschen Psychologen Philipp Mayring, der dieses Vorgehen im Rahmen eines Forschungsprojekts erarbeitet hat.

Mayring entwirft ein inhaltsanalytisches Ablaufmodell in neun Stufen (siehe Abb. 7).

Mayring unterscheidet drei grundlegende Typen inhaltsanalytischen Vorgehens. Zentral dabei sind die drei Grundformen des Interpretierens:

1. die **Zusammenfassung:** sie hat das Ziel, das Material so zu reduzieren, dass die wesentlichen Inhalte erhalten bleiben und ein überschaubarer Korpus geschaffen wird, der dennoch das Grundmaterial abbildet;
2. die **Explikation:** sie hat das Ziel, zu einzelnen fraglichen Textteilen zusätzliches Material beizubringen, welches das Verständnis erweitert, die Textteile erklärt und deutet;
3. die **Strukturierung:** sie hat das Ziel, bestimmte Aspekte aus dem Material herauszufiltern, um dieses unter vorher festgelegten Kriterien einzuschätzen.

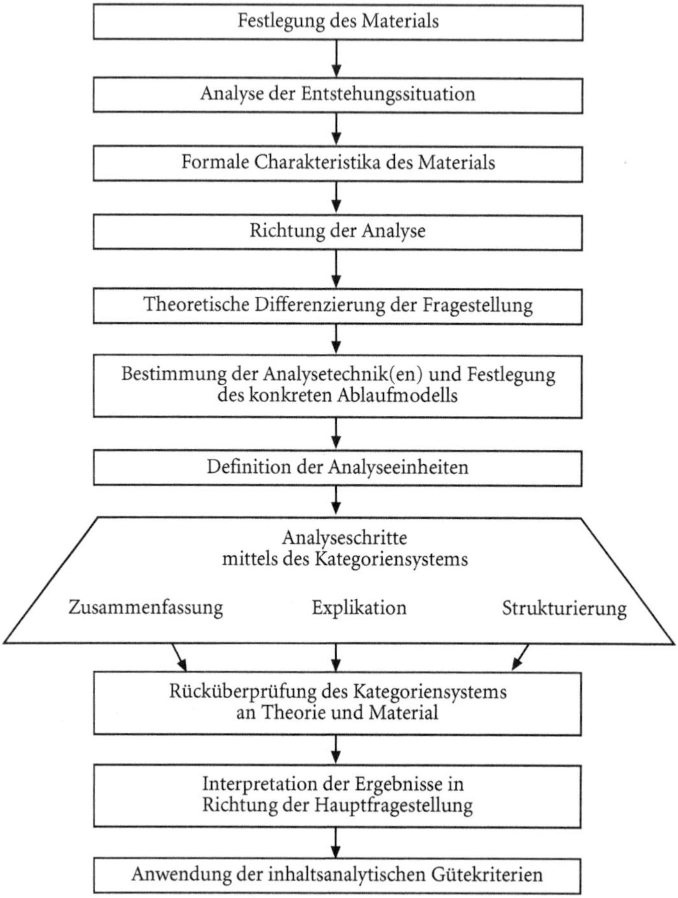

Abb. 7: Allgemeines inhaltsanalytisches Ablaufmodell nach Mayring (📖 Mayring 2003, S. 54)

qualitatives Interview (qualitative interview, unstructured interview): eine offene, nicht- oder halb standardisierte, persönliche, mündliche → Befragung zu Forschungszwecken.

Das → Interview ist eine in der → qualitativen Forschung sehr gebräuchliche Methode der Datenerhebung. In ihm ist der Grundgedanke der qualitativen Forschung verwirklicht: die Betroffenen selbst zur Sprache kommen zu lassen und ihre eigene, subjektive Deutung von Ereignissen und Erlebnissen zu erfassen. Es gibt verschiedene Formen qualitativer Interviews, die sich mehr oder weniger deutlich voneinander abgrenzen lassen. Grob kann man zwischen → Leitfadeninterviews und auf Erzählung abzielende Interviews unterscheiden. Auf Erzählung abzielende Interviews sind gekennzeichnet durch ein offenes Vorgehen und den Erzählaspekt, der im Vordergrund steht. Ein → Interviewleitfaden im klassischen Sinn kommt dabei nicht zum Einsatz. Zu den auf Erzählung abzielenden Interviews gehören das → narrative Interview und das → episodische Interview.

Ein Leitfadeninterview ist ebenfalls ein nichtstandardisiertes bzw. → halb standardisiertes Interview, die Gesprächsgrundlage bildet aber eine Liste → offener Fragen (→ Interviewleitfaden), die man zuvor vorbereitet hat. Der Leitfaden wird in der Interviewsituation flexibel verwendet, die Fragen sollten von der Interviewpartnerin jedoch möglichst frei beantwortet werden. Ein Leitfadeninterview wird durchgeführt, wenn 1. in einem Interview mehrere Themen behandelt werden müssen, die durch das Ziel der Untersuchung und nicht durch die Antworten der InterviewpartnerInnen bestimmt werden, und/oder wenn 2. im Interview einzelne, genau bestimmbare Informationen erhoben werden müssen (vgl. 📖 Gläser/Laudel 2004, S. 107). Unter das Leitfadeninterview fallen u. a. das → problemzentrierte Interview und das → Experteninterview.

Qualitätskriterien von diagnostischen Instrumenten/Tests (quality of diagnostic instruments/tests): Kriterien, auf die diagnostische Tests oder Screening-Instrumente (→ Screening) getestet sein müssen. Neben der Praktikabilität und der → Reliabilität, vor allem der → Interrater-Reliabilität, ist dies die → Validität (→ Validität von Screenings/Tests/Skalen).

quantitative Forschung (quantitative research): ein Forschungsansatz, mit dem theoriegeleitet und mittels standardisierter Erhebungsmethoden sowie statistischer Auswertungsverfahren → Hypothesen geprüft werden, um kausale (→ Kausalität) Beziehungen zwischen → Variablen nachzuweisen und daraus allgemein gültige Aussagen abzuleiten. Die Wurzeln der quantitativen Forschung liegen im → Positivismus und im → kritischen Rationalismus.

Quantitative Forschung kann auch rein → deskriptive und explorative (→ Exploration) → nicht experimentelle Studien umfassen (→ Survey).

Quartilsabstand, Interquartilsabstand (interquartile range): derjenige Bereich, in dem die „mittleren 50 %" aller Messwerte liegen, wobei die Messwerte der Größe nach geordnet sind. Analog dem → Median, der die 50 %-Marke charakterisiert, bestimmt man hierbei sowohl die 25 %- als auch die 75 %-Marke, indem man die nach der Größe geordneten Messwerte in vier gleich große Gruppen unterteilt. Die beiden mittleren Gruppen repräsentieren dann die mittleren 50 % aller Messwerte.

Querschnittstudie (cross-sectional study): ein Untersuchungsdesign (→ Forschungsdesign), bei dem die Daten einmalig – meist zu einem bestimmten Zeitpunkt – in einer → Stichprobe gesammelt werden.

Quotenstichprobe, Quotenauswahl (quota sampling): eines der → gezielten Stichprobenverfahren, basierend auf dem Prinzip, dass bestimmte Merkmale in der → Stichprobe in derselben Häufigkeit vorkommen wie in der → Grundgesamtheit. Nach dieser Verteilung werden von den ForscherInnen diejenigen Personen, die das betreffende Merkmal oder die betreffende Merkmalkombination aufweisen, gezielt ausgewählt, und zwar so lange, bis die festgesetzte Quote erreicht ist, z. B. 40 % Frauen und 60 % Männer oder 20 % Frauen unter 30 Jahren, 50 % Frauen zwischen 30 und 50 Jahren und 20 % Frauen über 50 Jahre.

R

randomisiert-kontrollierte Studie, RCT (randomised-controlled trial): die klassische Form des → Experiments mit folgenden Merkmalen: → Randomisierung der → Stichprobe, → Kontrolle der Einfluss nehmenden Faktoren und → Manipulation der → unabhängigen Variablen. Dies gilt als Goldstandard aller Interventionsstudiendesigns (→ Interventionsstudie).

Randomisierung (randomization, random assignment): eigentlich allgemein → Zufallsauswahl. Der Begriff wird jedoch meist spezifischer gebraucht im Sinne einer randomisierten Zuordnung. Darunter versteht man eine → Stichprobenbildung, die die Zuordnung der → ProbandInnen zur Fallgruppe und zur Kontrollgruppe nach einem Zufallsschema vornimmt (→ Experiment). Dies ist eine spezielle Art der Stichprobenbildung nach dem Zufallsprinzip mit dem Ziel, ungewollte systematische Einflüsse auf die Gruppen auszuschalten (→ randomisiert-kontrollierte Studien).

> **Beispiel**
> Mahler et al. führten die Randomisierung, d. h. die Zuteilung auf → Versuchs- und → Kontrollgruppe mittels Losverfahren durch. Dabei wurden für eine angestrebte → Stichprobe von 60 Kindern 60 Kuverts in einem Karton deponiert. In 30 dieser Kuverts befand sich ein Zettel mit der Zuweisung für die Kontrollgruppe, die anderen 30 enthielten eine Zuweisung zur → Versuchsgruppe. Entsprach ein Kind den allgemeinen Auswahlkriterien, so wurde für dieses Kind ein Kuvert entnommen und es wurde je nach der im Kuvert enthaltenen Angabe der entsprechenden Gruppe zugeordnet (📖 Mahler/Schmidt/Verveur 2004).

Rangordnungskorrelation: → Spearman-Korrelation.

Rangskala: → Ordinalskala, → Messniveau.

Rating-Skala (rating scale): Beurteilungs- bzw. Einschätzungsskala mit einer Graduierung der → Items auf einem Kontinuum; eine spezielle Art ist die → Likert-Skala. Die inhaltliche Art der Graduierungsstufen kann unterschiedlich sein – z. B. Häufigkeiten, Intensitäten –, ebenso wie die Art der Darstellung variieren kann, z. B. rein nummerisch, rein verbal, nur Extremwerte verbal, als → Polaritätsprofil oder grafisch.

Beispiel
Aus dem FIM (Functional Independence Measure), einem häufig genutzten Assessmentinstrument:
- Essen/Trinken:
  völlige Selbstständigkeit – eingeschränkte Selbstständigkeit – Beaufsichtigung/Vorbereitung – Kontakthilfe/geringe Hilfestellung – mäßige Hilfestellung – ausgeprägte Hilfestellung – völlige Unselbstständigkeit

Als Frage für Pflegende:
- Wie oft haben Sie im letzten Monat gefährliche Pflegesituationen in Ihrem Arbeitsumfeld beobachtet?
  sehr häufig – häufig – gelegentlich – selten – nie

Ratio, Odds: → Odds Ratio.

Rationalismus, kritischer: → kritischer Rationalismus.

Ratioskala, Verhältnisskala (ratio scale): ein → Messniveau, auf dem die Einstufung von Objekten oder Ereignissen auf einer → Skala mit gleich großen Intervallen und einem absoluten Nullpunkt dargestellt werden kann.

Es handelt sich hier um das höchste, d. h. differenzierteste → Mess- oder Skalenniveau. Beispiele für Daten, die auf diesem Skalenniveau liegen, sind Gewicht, Größe, Puls, Blutdruck u. Ä. Beim rechnerischen Umgang mit diesen Daten können alle statistischen Verfahren eingesetzt werden.

RCT: → randomisiert-kontrollierte Studie.

Reaktivitätseffekt (reactivity): ein Effekt, der durch die Reaktion der StudienteilnehmerInnen allein aufgrund der Tatsache entsteht, dass sie Gegenstand einer Untersuchung sind (→ Hawthorne-Effekt). Dies kann sich auf das Ergebnis auswirken und stellt somit eine Gefahr für die → interne Validität dar. Infolgedessen ist auch die → externe Validität, d. h. die → Verallgemeinerbarkeit der Ergebnisse, beeinträchtigt.

Regression (regression): eine Zusammenhangsberechnung, die eine Definition von → unabhängiger und → abhängiger Variable benötigt, z. B. (multiple) → lineare Regression, → logistische (binäre) Regression, → Cox-Regression etc.

Regression, lineare: → lineare Regression.

Regression, logistische: → logistische Regression.

Reifung (maturation): entwicklungsbedingte, biologische oder psychologische Entwicklungsprozesse, die unabhängig von der Untersuchung eintreten und die → interne Validität beeinflussen können.

Beispiel
Wenn in einer Studie mit einer Dauer von zwei Monaten untersucht werden soll, ob eine bestimmte Therapie ihre Wirkung hatte, kann der normale Heilungsverlauf das Ergebnis der Studie verfälschen. Wenn nach zwei Monaten ein Erfolg nachweisbar ist, so sollte auch nachgewiesen werden können, ob dies ein Effekt der Behandlung, der normalen Heilungsentwicklung oder beider Phänomene ist.

relatives Risiko (relative risk, RR): das Verhältnis zweier → Risiken zueinander, nämlich das Verhältnis des Risikos, dass ein Gesundheitsproblem bei exponierten (→ Exposition) Personen auftritt (→ Inzidenzrate), zum Risiko, dass dieses Gesundheitsproblem bei nichtexponierten Personen auftritt. Das relative Risiko wird auch als Risikoquotient bezeichnet.

Beispiel
Untersuchung zur Schlaganfallinzidenz bei Frauen (→ Inzidenzrate, Tabelle): Das relative Risiko für einen Schlaganfall bei Frauen, die zu Beginn der Untersuchung Raucherinnen waren, im Vergleich zu jenen, die niemals geraucht haben, wird folgendermaßen berechnet:

$$\text{Relatives Risiko (RR)} = \frac{\text{Inzidenzrate der Raucherinnen}}{\text{Inzidenzrate der Nichtraucherinnen}}$$

RR = 49,6 / 17,7 = 2,8
(📖 Beaglehole/Bonita/Kjellström 1997, S. 35, 51)

Relevanz, klinische: → klinische Relevanz.

Reliabilität, Zuverlässigkeit (reliability): das Ausmaß, in dem Ergebnisse mithilfe eines standardisierten Instruments reproduziert werden können. Neben der → Validität ist dies ein → Gütekriterium für die Instrumente → quantitativer Forschung wie → Fragebögen oder Assessmentinstrumente.

Man unterscheidet drei unterschiedliche Arten von Reliabilität, die nicht bei allen Instrumenten gleichermaßen eingesetzt werden können:

1. Die **Interrater-Reliabilität** misst die Äquivalenz (→ Interrater-Reliabilität) eines Instruments; sie stellt den Grad an Übereinstimmung dar, in dem zwei unabhängige BeobachterInnen oder InterviewerInnen zu denselben Ergebnissen kommen, wenn sie dieselbe Situation beurteilen oder dasselbe → Interview bei denselben Personen durchführen. Zur Berechnung der Interrater-Reliabilität wird häufig das Verfahren → Cohens Kappa verwendet, das die Wahrscheinlichkeit dieser Übereinstimmung ausdrückt. De-

skriptiv werden je nach → Skalenniveau und Komplexität auch Maße der Übereinstimmung – z. B. → Korrelationskoeffizienten – oder einfache Prozentangaben der Übereinstimmung verwendet (→ Interrater-Reliabilität, Beispiel).

2. Die **Test-Retest-Reliabilität** (Testwiederholungs-Reliabilität) misst die Stabilität oder → Beständigkeit eines Instruments, indem das Instrument zu zwei verschiedenen Zeitpunkten bei denselben Personen eingesetzt wird (→ Intrarater-Reliabilität). Wichtig hierbei ist, dass das zu messende Merkmal über diese Zeit hinweg weitgehend unverändert besteht und dass die Bedingungen konstant sind. Das bedeutet, dass Instrumente für Merkmale, die sich schnell ändern, z. B. akuter Schmerz, schlecht einer Test-Retest-Reliabilität unterzogen werden können. Die Übereinstimmung kann mit den gleichen statistischen Verfahren berechnet werden wie bei der Interrater-Reliabilität.

Beispiel

Peter Tackenberg hat die Test-Retest-Reliabilität des „Wittener Aktivitätenkatalogs der Selbstpflege bei venös bedingten offenen Beinen" überprüft. Er ging der Frage nach, wie stabil die Selbsteinschätzung der Selbstpflegeaktivitäten mit dem WAS-VOB 0.2 bei einem Ulcus cruris venosum über zwei Erhebungspunkte im Abstand von vier Wochen ist. Dazu wurde eine korrelationale (→ Korrelationsstudie) → Längsschnittstudie durchgeführt. Die UntersuchungsteilnehmerInnen wurden durch Pressemitteilungen rekrutiert (→ Gelegenheitsstichprobe), die → Einschlusskritieren bestanden in einem seit mindestens einem Jahr bestehenden Ulcus cruris venosum und dem Verständnis der deutschen Sprache. Die Test-Retest-Reliabilität wurde mittels → Kendalls Tau berechnet (📖 Tackenberg 2004).

3. Die → **innere Konsistenz** stellt eine Sonderform der Reliabilität dar, die die Homogenität eines Instruments misst. Sinnvoll ist sie nur auf Instrumente anwendbar, die für eine Dimension, ein Attribut oder ein Merkmal mehrere → Items nutzen (→ Skala), welche letztlich alle die gleiche Dimension messen sollen.

Eine Methode zur Beurteilung der inneren Konsistenz ist die Methode der Testhalbierung oder → Split-half-Technik. Dabei werden die Items einer Skala, die ein Attribut misst, in zwei Gruppen geteilt. Aus den Ergebnissen dieser beiden Halbtests wird dann der → Reliabilitätskoeffizient berechnet. Wenn die Skala innere Konsistenz aufweist, müssten beide Hälften dasselbe Attribut messen, und daher müsste der Reliabilitätskoeffizient hoch sein. Ein weiteres statistisches Verfahren zur → Messung der inneren Konsistenz ist → Cronbachs Alpha, das nur bei intervallskalierten (→ Intervallskala) Items angewendet werden kann. Mit ihm werden alle denkbaren Testhalbierungsreliabilitäten gemittelt.

Zwischen → Validität und Reliabilität besteht ein direkter Zusammenhang: Ein Instrument ist nur so valide, wie es auch reliabel ist, d.h. ohne Zuverlässigkeit und Stabilität kann ein → Messinstrument nie das messen, was es messen soll. Dagegen sagt eine gute Reliabilität noch nichts über die Validität aus.

Beispiel
Ein Instrument bringt immer wieder die gleichen Ergebnisse, besitzt also eine hohe Reliabilität, aber statt, wie beabsichtigt, Angst zu messen, misst es Depressivität. Damit ist es zwar reliabel, aber nicht valide.

Reliabilitätskoeffizient (reliability coefficient): ein Wert, der die Zuverlässigkeit (→ Reliabilität) eines → Messinstruments ausdrückt. Er liegt zwischen 0 und 1.

Replikationsstudien (replication study): Studien, in denen andere, bereits durchgeführte Studien (→ Originalstudien) mit demselben Design (→ Forschungsdesign) und denselben Methoden nachvollzogen werden, um deren Ergebnisse zu untermauern, denn je öfter eine → Hypothese bestätigt werden kann, desto glaubwürdiger ist sie. Man kann Replikationsstudien aber auch dazu nutzen, um Originalstudien in einem anderen Umfeld, z.B. in einem anderen Land oder in einem anderen Setting, zu wiederholen, um zu sehen, ob sich die Ergebnisse übertragen lassen.

Repräsentativität (representativity): das Ausmaß, in dem eine → Stichprobe der → Grundgesamtheit (Population) ähnlich ist. Manche Stichprobenpläne – z.B. jene für → Zufallsstichproben – führen mit geringerer Wahrscheinlichkeit als andere – z.B. jene für → Nicht-Zufallsstichproben – zu verzerrten Stichproben. Von einer hundertprozentigen Repräsentativität oder einer Garantie kann man aber auch bei Zufallsstichproben nicht ausgehen.

retrospektive Studie (retrospective study): die Bezeichnung für eine Untersuchung, bei der man zeitlich rückwärtsgerichtet nach einer Ursache oder einem Einfluss sucht.

Review (review): Übersichtsarbeit, Zusammenfassung verschiedener wissenschaftlicher oder Forschungsarbeiten zu einem bestimmten Thema. Erfolgt diese Zusammenfassung nach bestimmten systematischen Gesichtspunkten, so spricht man von einem → systematischen Review.

Risiko (risk): die Beschreibung der Wahrscheinlichkeit, dass ein bestimmtes Ereignis eintritt, z.B. ein Gesundheitsproblem, eine Krankheit oder der Tod.

Risiko, attributives: → attributives Risiko.

Risiko, relatives: → relatives Risiko.

Risiko, zuzuschreibendes: → attributives Risiko.

Risikodifferenz, Risikounterschied (excess risk, risk difference): der absolute Unterschied der → Inzidenzraten in der exponierten (→ Risikopopulation) und der nichtexponierten → Population.

Beispiel
Untersuchung zur Schlaganfallinzidenz bei Frauen (→ Inzidenzrate, Tabelle). Die auf 100.000 Personenjahre bezogene Inzidenzrate von Schlaganfällen bei Raucherinnen beträgt 49,6, die Inzidenzrate bei Nichtraucherinnen 17,7.
Risikodifferenz = Inzidenzrate der Raucherinnen – Inzidenzrate der Nichtraucherinnen
Risikodifferenz = 49,6 – 17,7 = 31,9

Risikofaktor (risk factor): ein Faktor, der ein → Risiko bei der Entstehung eines Gesundheitsproblems darstellen kann, z. B. ein bestimmtes Verhalten, der Lebensstil, die soziale Schicht, aber auch die → Exposition gegenüber Umweltfaktoren oder angeborene oder ererbte Faktoren. Der Begriff Risiko sagt nicht aus, ob dieser Faktor auch eine Ursache darstellt (→ Kausalität).

Risikopopulation (population at risk): jener Anteil einer Bevölkerungsgruppe, der besonders anfällig für bestimmte gesundheitsbezogene Ereignisse oder Krankheiten bzw. bestimmten Risiken ausgesetzt ist (→ Exposition). So stellen z. B. Raucher eine Risikopopulation in Bezug auf Lungenkrebs dar.

ROC-Kurve (ROC-curve, receiver-operating-characteristic curve): eine grafische Darstellung für die Fähigkeit eines Screening-Tests (→ Screening) oder einer Risikoskala, Personen ohne Gesundheitsprobleme von solchen mit Gesundheitsproblemen zu unterscheiden. Auf der y-Achse, der vertikalen Achse, wird die → Sensitivität eingetragen, auf der x-Achse, der horizontalen Achse, die → 1-Spezifität. Je ausgeprägter die so entstandene Linie als Kurve zu erkennen und je größer die Fläche unter dieser Kurve ist, desto besser ist das Instrument zu bewerten. Mit diesem Instrument kann die Aussagekraft verschiedener Cut-off-Punkte von Instrumenten einfach verglichen werden.

rohe Mortalitätsrate (crude death rate): derjenige Anteil der Bevölkerung, der in einem bestimmten Zeitraum stirbt. Dies wird auch als rohe → Sterblichkeitsrate bezeichnet.

Rücklaufquote (response rate): eine Bezeichnung für das Verhältnis zwischen der Anzahl der bei einer → schriftlichen Befragung ausgesandten → Fragebögen und der Anzahl der Fragebögen, die an die ForscherInnen zurückgeschickt werden. Einfluss auf die Rücklaufquote haben mehrere Faktoren wie z. B. das Thema, der Kontext/das Umfeld, der Bildungsstand der Befragten oder die Qualität des Fragebogens (Gestaltung, Layout), ebenso wie der Gesamtaufwand, den man zum Ausfüllen des Fragebogens leisten muss.

S

s: → Standardabweichung.

Sampling, theoretical: → theoretical Sampling.

Sättigung: → Datensättigung, → Grounded Theory.

Säuglingssterblichkeit (infant mortality), Säuglingssterblichkeitsrate (infant-mortality rate): die → Mortalitätsrate von Säuglingen bzw. Kindern, die sich in der Regel auf das erste Lebensjahr bezieht.

$$\text{Säuglingssterblichkeit} = \frac{\text{Anzahl der toten Kinder im 1. Lebensjahr (meist bezogen auf ein Kalenderjahr)}}{\text{Anzahl der lebend Geborenen im selben Zeitraum}} \times 1000$$

Säulendiagramm: → Balkendiagramm.

Scheinkorrelation (spurious correlation): ein rechnerischer Zusammenhang zwischen zwei → Variablen, der sich auflöst, wenn eine dritte Variable eingeführt wird (→ Konfundierung).

Schneeballverfahren (snowball sampling): eine Methode der Stichprobengewinnung, bei der man mit ein paar ForschungsteilnehmerInnen beginnt, zu denen man leichten Zugang hat. Über diese können andere geeignete → ProbandInnen gefunden werden.

> **Beispiel**
> Menschen, die ein Kind mit Down-Syndrom haben, kennen oft andere Familien, die in einer ähnlichen Situation sind und können für die Forscherin Kontakt zu ihnen herstellen.

schriftliche Befragung (self-administered questionnaire): die Übersendung oder Überreichung eines → Fragebogens, wobei es sich in der Regel um einen → standardisierten Fragebogen handelt. Er ist schriftlich auszufüllen.

Screening (screening): die vorläufige Identifizierung eines Gesundheitsproblems oder eines Risikos durch den Einsatz von Tests oder anderen Prozeduren, die schnell und einfach angewendet werden können. Die Ergebnisse eines Screenings bedürfen immer einer weiteren, differenzierteren Untersuchung, z. B. mithilfe von Assessmentinstrumenten oder anderen diagnostischen Verfahren (→ diagnostische Instrumente). Screening-Instrumente müssen neben Einfachheit und Schnelligkeit in der Anwendung auch Präzision, Reproduzierbarkeit (→ Reliabilität), → Sensitivität und → Spezifität aufweisen (→ Qualitätskriterien von diagnostischen Instrumenten/Tests, → Validität von Screenings/Tests).

Screenings/Tests/Skalen, Validität: → Validität von Screenings/Tests/Skalen.

Selbstbeobachtung (self observation): ein wissenschaftliches Beobachtungsverfahren, bei dem das eigene Verhalten beobachtet wird. Hier sind Beobachterin und → Probandin identisch.

Selektionseffekt (sampling bias): unerwünschter Einfluss auf die Ergebnisse einer Studie, der durch die Auswahl der UntersuchungsteilnehmerInnen entstehen kann.

Wenn die Auswahl der UntersuchungsteilnehmerInnen nicht durch → Randomisierung erfolgt, so können selektionsbedingte Einflüsse auf das Ergebnis in Kraft treten und damit die → interne Validität gefährden.

Beispiel

Wenn man herausfinden möchte, ob ein neues Programm hilft, HerzinfarktpatientInnen zu konsequenter körperlicher Betätigung zu bringen und man all jene als → ProbandInnen in die Studie aufnimmt, die sich dazu freiwillig melden, so kann bereits dadurch ein positiver Effekt entstehen, dass man durch diese Art der Auswahl speziell motivierte PatientInnen als StudienteilnehmerInnen hat.

Auch die → externe Validität wird von Selektionseffekten beeinflusst. Wenn die ProbandInnen, die für die Studie aus der Gesamtpopulation (→ Grundgesamtheit) ausgewählt wurden, sich von dieser Population in einem gewissen Ausmaß unterscheiden, sind die Ergebnisse der Studie für die Gesamtpopulation nur sehr eingeschränkt generalisierbar.

selektives Kodieren (selective coding): der dritte Schritt bei der Datenauswertung im Rahmen der → Grounded Theory. Er dient der Identifizierung einer → Kernvariable.

semantisches Differenzial: → Polaritätsprofil.

semistrukturiertes Interview: → halb standardisiertes Interview.

Sensitivität (sensitivity): die Wahrscheinlichkeit, dass ein Gesundheitsproblem anhand eines positiven Testbefundes als vorhanden erkannt wird.

Die Sensitivität gibt den Anteil jener Personen an, an denen durch einen positiven Testbefund ein Gesundheitsproblem festgestellt wird, bezogen auf die Gesamtheit aller Personen, die dieses Gesundheitsproblem aufweisen (→ Validität von Screenings/Tests/Skalen).

sequenzielle Triangulation (sequential triangulation): eine Form der → methodenübergreifenden Triangulation, bei der quantitative und qualitative Methoden hintereinander eingesetzt werden (→ Triangulation).

Signifikanz ([statistical] significance): das Ergebnis von statistischen Verfahren, die die Wahrscheinlichkeit berechnen, mit der die → Nullhypothese abgelehnt werden kann bzw. mit der auch in der → Grundgesamtheit ein Zusammenhang zu finden ist (→ Inferenzstatistik, → Signifikanzniveau, → Signifikanztest, → p-Wert).

Nicht-Signifikanz darf niemals als Beweis dafür angesehen werden, dass tatsächlich kein Zusammenhang bzw. kein Unterschied zwischen der → unabhängigen und der → abhängigen Variable besteht. Wichtig ist auch, zwischen der Signifikanz und der Relevanz (→ klinische Relevanz) des Ergebnisses zu unterscheiden. Die Signifikanz sagt nichts über die inhaltliche Bedeutung aus.

Signifikanzniveau (level of [statistical] significance): maximale Größe des → Fehlers 1. Art (→ Alpha-Fehler), den man maximal zu tolerieren bereit ist. Diese Größe sollte bereits vor Studiendurchführung festgelegt werden. Solange die Irrtumswahrscheinlichkeit (der p-Wert) diesen festgelegten Grenzwert nicht überschreitet, spricht man von einem signifikanten Ergebnis.

Weit verbreitet ist es, p-Werte $\leq 0{,}05$, was einem Signifikanzniveau von 5 % entspricht, als ausreichend signifikant einzustufen; seltener ist dies bei $p \leq 0{,}01$, d. h. einem Signifikanzniveau von 1 % der Fall. Oft wird das genaue Signifikanzniveau fälschlicherweise nicht angegeben, sondern nur gekennzeichnet, ob ein Ergebnis ein bestimmtes Signifikanzniveau erreicht hat. So wird z. B. ein p-Wert von 0,05 bis $> 0{,}01$ mit * hinter dem Zusammenhangsmaß gekennzeichnet, ein p-Wert von 0,01 bis $> 0{,}001$ mit ** und ein p-Wert $\leq 0{,}001$ mit ***.

Signifikanztest (test of significance, statistical test): ein statistisches Verfahren zur Untersuchung der → Signifikanz, das eine Aussage darüber treffen soll, ob die → Nullhypothese abgelehnt werden kann bzw. inwieweit das Ergebnis auf eine → Grundgesamtheit übertragbar ist. Ist die Nullhypothese abzulehnen, so kann die → Forschungshypothese, die einen Zusammenhang postuliert, zumindest mit einer gewissen Wahrscheinlichkeit als vorläufig bewährt angenommen werden. Diese Aussage wird mit der Wahrscheinlichkeit getroffen, die als → Signifikanzniveau bezeichnet und als → p-Wert dargestellt wird.

Signifikanztests können einseitig oder zweiseitig sein. Üblicherweise werden zweiseitige Tests eingesetzt, die beide Enden einer Stichprobenverteilung nehmen, um den kritischen Teil für die Verwerfung der Nullhypothese zu definieren.

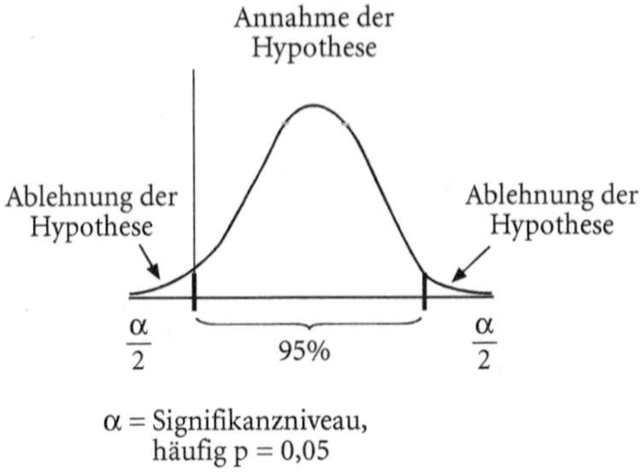

Abb. 8: Beispiel für eine Häufigkeitsverteilung (in Anlehnung an 🕮 Polit 1996, S. 109)

Unterschieden werden die Tests je nach → Skalenniveau, weiterhin nach → parametrischen Tests für intervallskalierte (→ Intervallskala) oder metrische → Variablen (z. B. → T-Test) und nach → nichtparametrischen Tests (z. B. → Chi-Quadrat-Test) für andere Skalenniveaus.

Achtung: Signifikanztests sollten nur für → Hypothesen angewandt werden, die vor der Studie formuliert wurden. Je mehr Variablen eine Studie enthält, desto größer ist die Wahrscheinlichkeit, auch irgendwo signifikante Zusammenhänge ohne inhaltliche Bedeutung zu entdecken.

Beispiel
Werden bei einer Studie mit 50 Variablen alle bivarianten Zusammenhänge getestet, müssen 1225 Tests durchgeführt werden. Unabhängig vom Inhalt, ergeben nach der Wahrscheinlichkeitsrechnung 61 dieser Tests signifikante Ergebnisse, die sich auf dem 5 %- Niveau befinden (🕮 Atteslander 1995).

simultane Triangulation (simultaneous triangulation): eine Form der → methodenübergreifenden Triangulation, bei der quantitative und qualitative Methoden gleichzeitig eingesetzt werden.

Single-Group-Pretest-Posttest-Design, Single-System-Design (single-group-pretest-posttest design, single-system design): ein quasi-experimentelles Design (→ Quasi-Experiment), bei dem die → Kontrollgruppe fehlt (→ Prätest-Posttest-Design). Die Intervention wir daher nur an einer Gruppe, Einheit oder Person durchgeführt. Das Fehlen der Kontrollgruppe kann dabei mithilfe eines sogenannten → Langzeitdesigns mit Testserien ausgeglichen werden, und zwar durch mehrere → Messungen vor und nach der Intervention.

Skala (scale): ist ein nummerisches Messsystem, auf dem die Ausprägung eines bestimmten Merkmals gemessen wird.

Skalen, metrische: metrische Skalen.

Skalenniveau: → Messniveau.

Sozialepidemiologie (social epidemiology): die Lehre von der Verteilung und den Determinanten gesundheitsbezogener Zustände oder Ereignisse in umschriebenen Bevölkerungsgruppen (→ Epidemiologie). Die Determinanten beziehen sich hier vor allem auf soziale Faktoren, z. B. die soziale Schicht, Geschlecht, Berufe.

soziale Wünschbarkeit, soziale Erwünschtheit (social desirability): ein Effekt, der darin besteht, dass die → TeilnehmerInnen an einer Studie sich in einer bestimmten Weise verhalten, weil sie glauben, dies sei sozial erwünscht oder werde von den ForscherInnen so erwartet.

Beispiel
In einer → repräsentativen → Befragung der britischen Bevölkerung wurde erhoben, wie viele SexualpartnerInnen die Befragten in ihrem Leben bisher gehabt hätten. Ergebnis: Die Frauen gaben an, durchschnittlich 2,9, die Männer gaben an, durchschnittlich 11 SexualpartnerInnen gehabt zu haben. Ohne die Wirkung der sozialen Wünschbarkeit hätten beide Geschlechter im Durchschnitt gleich viele PartnerInnen angeben müssen (vgl. 🕮 Krämer 1991).

Spannweite (range): die Differenz zwischen dem größten und dem kleinsten Messwert.

Spearman-Korrelation (Spearman's rank-order correlation): ein Rangkorrelationskoeffizient, der wie → Kendalls Tau die Größe und Richtung eines Zusammenhangs zwischen zwei → Variablen auf Ordinalskalenniveau (→ Ordinalskala) beschreibt. Beide liefern in der Regel sehr ähnliche Werte und sind unabhängig von „Ausreißern".

Spezifität (specifity): die Wahrscheinlichkeit, dass das Nicht-Vorhandensein eines Gesundheitsproblems anhand eines negativen Testbefundes tatsächlich erkannt wird. Die Spezifität gibt den Anteil jener Personen an, an denen durch einen negativen Testbefund das Nicht-Vorhandensein eines Gesundheitsproblems festgestellt wird, bezogen auf die Gesamtheit aller Personen, die dieses Gesundheitsproblem nicht aufweisen (→ Validität von Screenings/Tests/Skalen).

Split-half-Technik (split-half technique): Methode zur Beurteilung der → inneren Konsistenz (Homogenität) einer → Skala (→ Reliabilität).

Stabdiagramm: → Balkendiagramm.

Stabilität (stability): → Reliabilität.

Standardabweichung, s (standard deviation): ein Streuungsmaß für metrische Daten. Es entspricht der Quadratwurzel der → Varianz und ist ein Maß für die durchschnittliche Abweichung vom → Mittelwert, genauer: die Quadratwurzel aus der durchschnittlichen quadratischen Abweichung vom → arithmetischen Mittelwert.

$$s = \sqrt{\frac{\sum (x_i - \bar{x})^2}{n - 1}}$$

In der Literatur findet man auch die Division nur durch die Stichprobengröße „n" statt – wie hier – durch die um eins verminderte Stichprobengröße („n–1"). In diesem Fall steht nur die Beschreibung der → Stichprobe und nicht, wie hier, die Beschreibung der → Grundgesamtheit im Vordergrund.

Die Standardabweichung besitzt im Gegensatz zur → Varianz die gleiche Einheit wie die Mess- bzw. Beobachtungsdaten.

Standardfehler (standard error): ein Streuungsmaß, das Aufschluss über die Güte des Stichprobenmittelwerts gibt. Der Standardfehler berechnet sich aus der → Standardabweichung der Messwerte innerhalb der → Stichprobe, geteilt durch $\sqrt{n}$, d. h. durch die Wurzel der Stichprobengröße. Allgemein gilt: Je größer der Standardfehler, desto größer das → Konfidenzintervall.

standardisierte Beobachtung: → Beobachtung.

standardisierte Morbiditätsrate (standardized morbidity rate, ratio): die Anzahl der Kranken in der Untersuchungsgruppe im Verhältnis zu der Anzahl von Kranken, die in einer → standardisierten Population zu erwarten wäre. Durch die → Standardisierung sollen die möglichen Effekte von Alter, Geschlecht oder anderen konfundierenden (→ Konfundierung) → Variablen ausgeschlossen werden.

Beispiel
Im Jahr 2002 wurde in der Schweiz bei 137 von 100.000 Frauen eine Brustkrebserkrankung neu diagnostiziert (→ Inzidenz). Bezogen auf ein Modell der Altersverteilung der Weltbevölkerung beträgt die standardisierte Morbiditätsrate nur noch 82. Der Grund für diese Veränderung liegt darin, dass die Schweizer Frauen deutlich älter sind als im Modell der Weltbevölkerung angezeigt (📖 Bartholomeyczik, im Druck).

standardisierte Mortalitätsrate (standardized mortality rate, ratio): die Anzahl der Todesfälle in der Untersuchungsgruppe im Verhältnis zu der Anzahl von Todesfällen, die in einer → standardisierten Population zu erwarten wäre. Durch die → Standardisierung sollen die möglichen Effekte von Alter, Geschlecht oder anderen konfundierenden (→ Konfundierung) → Variablen ausgeschlossen werden.

standardisierte Population (standardized population): in der → Epidemiologie entwickelte Daten von „künstlichen" → Populationen, die eine standardisierte Struktur enthalten. Die Struktur bezieht sich meist auf die relativen Anteile von Alter und Geschlecht. Die Population wird aus den Durchschnittsdaten verschiedener Bevölkerungen oder Populationen gebildet, z. B. der Bevölkerungen aus allen europäischen Ländern oder aus der ganzen Welt. Morbiditäts- und Mortalitätsdaten, die sich auf eine standardisierte Population beziehen, lassen sich besser vergleichen, als wenn sie sich nur auf ihre eigene Population beziehen (→ standardisierte Morbiditätsrate, → standardisierte Mortalitätsrate).

Beispiel
Die → Inzidenzrate an Brustkrebs betrug 2002 in Deutschland 130,8, die standardisierte Rate betrug 102,5 wenn sie anhand einer Europa-Standardbevölkerung standardisiert wurde, und 79,8, wenn sie mit der Welt-Standardbevölkerung standardisiert wurde. Die großen Unterschiede erklären sich aus den unterschiedlichen Altersstrukturen bzw. vor allem daraus, dass deutsche Frauen durchschnittlich älter sind als der Durchschnitt europäischer Frauen und wesentlich älter als der Durchschnitt der Frauen weltweit. Die hochgerechneten Zahlen der Schweiz sind entsprechend: → Inzidenz: 141,5; standardisiert auf die Europabevölkerung: 116, 5; standardisiert auf die Weltbevölkerung: 81,7.
(📖 Bartholomeyczik, im Druck).

standardisierter Fragebogen (standardised questionnaire): ein → Fragebogen mit Formulierungen, die für alle Befragten in gleicher Weise eingesetzt werden und in der Regel vorgegebene Antwortmöglichkeiten enthalten. Er wird meist als Fragebogen zum Selbstausfüllen genutzt (→ schriftliche Befragung), kann aber auch für → standardisierte Interviews eingesetzt werden.

standardisiertes Interview (standardised interview): eine Form der mündlichen Befragung (→ Interview), bei der ein → standardisierter Fragebogen verwendet wird, der in erster Linie Fragen mit vorgegebenen Antwortmustern enthält. Der Unterschied zur → schriftlichen Befragung besteht nur darin, dass der → Fragebogen nicht von den Befragten selbst ausgefüllt wird, sondern dass die Fragen von einer Interviewerin gestellt und die Antworten eingetragen werden. Diese Form der → Befragung wird oft als Telefoninterview durchgeführt. Sie ist eine Methode der → quantitativen Forschung.

statistische Hypothese: → Nullhypothese.

statistische Power: → Teststärke.

Sterblichkeit, proportionale: → proportionale Mortalität.

Sterblichkeitsrate: → Mortalitätsrate.

Sterblichkeitsrate, proportionale: → proportionale Sterblichkeitsrate.

Stichprobe (sample): eine Gruppe von Elementen, die Teile einer bestimmten → Grundgesamtheit sind, z. B. alle Pflegepersonen mit dreijähriger Ausbildung in Deutschland.

Stichprobe, gezielte: → gezielte Stichprobe.

Stichprobe, zweckgebundene: → kriterienbezogene Auswahl.

Stichprobe, kriterienbezogene: → kriterienbezogene Auswahl.

Stichprobe, systematisch gebildete: → Zufallsstichprobe.

Stichprobenauswahl: → Stichprobenbildung.

Stichprobenbildung, Stichprobenziehung, Stichprobenauswahl (sampling): das Verfahren oder der Vorgang der Auswahl der → Stichprobe. Es gibt Verfahren, die nach dem Zufallsprinzip aufgebaut sind (Wahrscheinlichkeitsstichproben, → Zufallsstichproben) und solche, die nicht auf diesem Prinzip beruhen (→ Nicht-Zufallsstichproben).

Stichprobeneigenschaften, Stichprobenmerkmale (sample characteristics): Bezeichnung für die verschiedenen Merkmale, die eine → Stichprobe definieren, z. B. die Verteilung von Alter, Geschlecht, Schulbildung, Anzahl der Krankenhausaufenthalte etc. der → ProbandInnen. Diese Merkmale sind u. a. wichtig, um festzustellen, auf welche andere Personengruppe die Ergebnisse einer Studie übertragen werden können, vor allem, wenn es sich um eine → Nicht-Zufallsstichprobe handelt. Mit ihnen kann die → Repräsentativität überprüft werden.

Stichprobenplan, Stichprobenrahmen (sample frame): die Art des Vorgehens bei der → Stichprobenbildung.

Stichprobenrahmen: → Stichprobenplan.

Stichprobenziehung: → Stichprobenbildung.

Stichprobenziehungsintervall (sampling interval): die Größe der → Population, dividiert durch die Größe der gewünschten → Stichprobe.

> **Beispiel**
> Wenn die Population 500 Personen umfasst und die Stichprobe aus 50 Personen bestehen soll, so beträgt das Stichprobenziehungsintervall 10, d. h. jeder zehnte Fall wird in die Stichprobe aufgenommen.

Störvariablen (confounding variable): Einflussvariablen, die nicht gemessen werden und das Ergebnis verzerren können (→ Konfundierung).

Streudiagramm (scatterplot): die gleichzeitige grafische Darstellung zweier Merkmale – eines Wertepaares – innerhalb eines orthogonalen, d. h. rechtwinkeligen Koordinatensystems. Sofern das Wertepaar aus einer → abhängigen und einer → unabhängigen Variable besteht, werden die → Zielgröße – die abhängige Variable – auf der y-Achse und die Einflussgröße – die unabhängige Variable – auf der x-Achse aufgetragen.

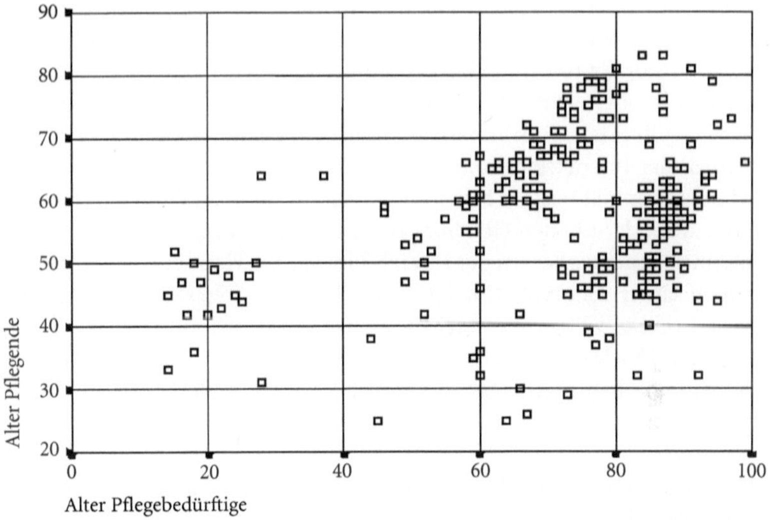

Abb. 9: Streudiagramm: Das Alter pflegender Angehöriger und das Alter der Pflegebedürftigen, die von diesen Angehörigen gepflegt werden (n = 250) (in Anlehnung an 🕮 Bartholomeyczik et al. 2001, S. 69).

Streuungskenngrößen, Streuungsmaße: → Spannweite, → Quartilsabstand, → Boxplot, → Standardabweichung, → Varianz, → Standardfehler.

strukturierte Beobachtung: → Beobachtung.

strukturiertes Interview: → standardisiertes Interview.

Studie, ökologische: → ökologische Studie.

Studie, prospektive: → prospektive Studie.

Studie, psychometrische: → psychometrische Studie.

Studie, retrospektive: → retrospektive Studie.

Survey (survey): eine Bezeichnung für alle Studiendesigns (→ Forschungsdesign), bei denen weder → Vergleichsgruppen ausgewählt noch → Manipulationen von → Variablen durchgeführt werden. Manchmal wird das Survey auch als **Beobachtungsstudie** bezeichnet. Dies ist mitunter jedoch irreführend, weil jede Art von Datenerhebungsmethode genutzt werden kann, nicht nur die Beobachtung.

symbolischer Interaktionismus (symbolic interactionism): eine philosophische Handlungstheorie, die von dem Sozialpsychologen George Herbert Mead begründet und von Herbert Blumer weiterentwickelt und → operationalisiert wurde. Sie basiert auf dem Grundgedanken, dass die Bedeutung von sozialen Objekten, Situationen und Beziehungen im symbolisch vermittelten Prozess der Interaktion/Kommunikation hervorgebracht wird. Die analytische Basiseinheit besteht hier jedoch nicht in der Handlung einzelner Individuen, sondern in den Handlungen von Personengruppen und ihren Interaktionen miteinander. In der Interaktion werden Handlungen zu Symbolen gemeinsamer Deutungsschemata, durch die weiteres Handeln ausgelöst wird. In diesem Prozess entsteht objektive soziale Wirklichkeit sowie soziale Identität: Der Mensch wird durch die Übernahme der Rollen anderer sozialisiert; seine Identität hängt so von der Reaktion anderer ab.

Blumer formulierte einen → empirischen Leitfaden, der auf drei Annahmen basiert:

1. Menschen behandeln Dinge und andere aufgrund der Bedeutung, die jene für sie haben.
2. Diese Bedeutungen entstehen in der Interaktion.
3. Sie werden in der Auseinandersetzung mit der Welt benutzt und auf diese Weise auch geändert.

Daraus ergeben sich vier methodologische Grundsätze:

1. Menschen sind individuell und kollektiv darauf ausgerichtet, auf der Grundlage der Bedeutung der Objekte zu handeln, die ihre Welt ausmachen.
2. Der Zusammenschluss der Menschen erfolgt notwendigerweise in der Form eines Prozesses, in dessen Verlauf sie einander gegenseitig jeweils etwas anzeigen und das Anzeigen der jeweils anderen interpretieren.
3. Soziale Handlungen werden, gleichgültig ob sie individueller oder kollektiver Art sind, in einem Prozess aufgebaut, in dem die Handelnden die ihnen begegnende Situation wahrnehmen, interpretieren und einschätzen.
4. Infolgedessen sind die komplexen Handlungen, die die Organisation, Arbeitsteilung und Netzwerke gegenseitiger Abhängigkeit ausmachen, dynamische und nicht statische Vorkommnisse.

systematische Übersichtsarbeit, systematisches Review (systematic review): eine Zusammenfassung des aktuellen Forschungsstandes zu einem spezifischen Thema. Dabei werden die einbezogenen Studien nach bestimmten vorab klar definierten methodologischen Qualitätskriterien ausgewählt und bewertet.

systematisches Review: → systematische Übersichtsarbeit.

T

T-Test (student's t-test): ein parametrischer, d. h. auf der → Normalverteilung basierender → Signifikanztest (→ parametrischer Test). Er wird gewöhnlich benutzt, um zu entscheiden, ob sich die → Mittelwerte zweier unterschiedlicher → Populationen – z. B. → Experimental- versus → Kontrollgruppe (→ Experiment) – unterscheiden. Neben der Normalverteilung wird im eigentlichen T-Test auch die Gleichheit der → Varianzen, d. h. die gleiche Streuung innerhalb der beiden Populationen vorausgesetzt.

Das Statistikprogramm SPSS führt die Berechnungen sowohl bei → Varianzhomogenität, also gleicher Streuung, als auch bei → Varianzheterogenität, d. h. ungleicher Streuung durch. Die Berechnung bei Vorliegen ungleicher Varianzen wird auch als → Welch-Test bezeichnet.

Beim sogenannten abhängigen bzw. gepaarten T-Test können auch paarweise verbundene → Stichproben (z. B. → Prätest-Posttest-Design) auf Mittelwertsunterschiede untersucht werden. Sind die Daten nicht normalverteilt, bieten sich als Alternative an: im Falle unabhängiger Stichproben der → Mann-Whitney-U-Test und im Falle abhängiger Stichproben der → Wilcoxon-Vorzeichen-Rangtest.

Tau, Kendalls: → Kendalls Tau.

Tautologie (tautology): grundsätzlich die unnötige Wiederholung einer Sachlage in anderen Worten. Auch jede Definition ist eine Tautologie, z. B.: Der Schimmel ist ein weißes Pferd. In der deduktiven Logik (→ Deduktion) ist Tautologie die Bezeichnung für eine Aussage, die bei allen Auslegungen ihrer Annahmen wahr ist, z. B.: Entweder es wird morgen regnen oder es wird morgen nicht regnen. Zudem ist eine Tautologie keine → empirische oder wissenschaftliche Aussage, weil sie nicht überprüfbar und nicht zu widerlegen ist.

teilnehmende Beobachtung (participant observation): → Beobachtung.

TeilnehmerIn (participant): die Bezeichnung für eine Person, die an einer Forschungsstudie teilnimmt. Diese Bezeichnung ist vor allem in der → qualitativen Forschung üblich; in der → quantitativen spricht man eher von → Probandin.

Tendenz, zentrale: → Maß der zentralen Tendenz.

Test, nichtparametrischer: → nichtparametrischer Test.

Test, parametrischer: → parametrischer Test.

Test-Retest-Methode: → Reliabilität.

Testpower: → Teststärke.

Teststärke, Power, Testpower (power, statistical power, testpower): die Wahrscheinlichkeit, dass ein tatsächlich vorhandener Unterschied bzw. eine tatsächlich vorhandene Beziehung entdeckt wird, wenn diese wirklich vorhanden ist. Die Teststärke entspricht der Wahrscheinlichkeit, dass die → Nullhypothese verworfen wird – vorausgesetzt, die Alternativhypothese (→ Forschungshypothese) gilt. Die Testpower und die Größe des → Beta-Fehlers hängen durch die Power ($p = 1-\beta$) unmittelbar zusammen.

Mit zunehmender → Effektstärke und zunehmender Stichprobengröße nimmt die Teststärke eines Tests zu.

Testwiederholungsreliabilität (test-retest reliability): der Grad der Zuverlässigkeit (→ Reliabilität) eines Instruments bei wiederholtem Einsatz. Im Vordergrund steht dabei, dass das Instrument über längere Zeit hinweg ein → Konzept konstant messen soll. Die → Test-Retest-Methode – d. h. die Wiederholung des Tests zu einem anderen Zeitpunkt bei konstanten Bedingungen – ist eine Methode, die Beständigkeit eines Instruments zu messen.

Textanalyse: → Dokumentenanalyse.

Theorem (theorem): ein Lehrsatz, der in der deduktiven Logik (→ Deduktion) mithilfe von logischen Schlussfolgerungen aus → Axiomen abgeleitet wird. Das Theorem gehört zur Gruppe der → Propositionen.

theoretical Sampling (theoretical sampling): eine Möglichkeit der → Stichprobenbildung in der → qualitativen Forschung, bei der die Ergebnisse der ersten → Interviews jene theoretischen Informationen liefern, die die weitere Auswahl der → TeilnehmerInnen beeinflussen. Dies ist ein für die → Grounded Theory typisches Vorgehen.

theoretischer Begriff, Konzept (concept): ein Begriff für wahrgenommene Phänomene – z. B. Gegenstände, Pflegesituationen, menschliche Reaktionen –, der diesen Phänomenen eine sprachliche Bezeichnung, ein Etikett verleiht, z. B. „Tisch“, „Stuhl“ bzw. „Gesundheit“, „Schmerz“. Theoretische Begriffe fassen geistige Vorstellungen von Phänomenen in einem Begriff zusammen. Sie sind somit abstrakte → Verallgemeinerungen beobachtbarer Sachverhalte.

Wichtig ist die klare Unterscheidung zwischen der umgangssprachlichen Bedeutung des deutschen Wortes „Konzept", das „Idee", „vorläufiger Plan" bedeutet, und der Bedeutung von „concept" in der englischen Sprache. Hier bedeutet „concept" nämlich „Begriff".

Damit ein Begriff theoretisch erfasst und ihm eine bestimmte Bedeutung und Bezeichnung (Etikett) zugeordnet werden kann, muss er möglichst genau beschrieben und definiert werden (→ Begriffsanalyse). Eine klare und präzise Definition ist notwendig, da theoretische Begriffe in unterschiedlichen Disziplinen oftmals unterschiedliche Bedeutungen haben, z. B. „Depression" in der Medizin versus „Depression" in der Wirtschaft, wo der Terminus die Reaktion auf einen ausgeprägten Abschwung in der Konjunktur bedeutet.

Allgemein kann zwischen zwei Arten von theoretischen Begriffen unterschieden werden:

1. Konkrete Begriffe beschreiben Phänomene, die direkt beobachtet und gemessen werden können, z. B. Blutdruck, Atmung oder Inkontinenz.
2. Abstrakte Begriffe dagegen beschreiben Phänomene, die nicht direkt beobachtet und gemessen werden können wie Unruhe, Hoffnungslosigkeit oder Ungewissheit. Generell setzen sich abstrakte Begriffe aus mehreren konkreten Begriffen zusammen und können auch als Konstrukt bezeichnet werden. Um einen abstrakten Begriff messen zu können, muss dieser erst operationalisiert werden (→ Operationalisierung).

Theorie (theory): ein System von Aussagen zur Erklärung von Sachverhalten. Die elementaren Bausteine einer Theorie sind → theoretische Begriffe, die durch Aussagen über deren Beziehung zueinander (→ Proposition) miteinander verbunden sind. Eine Theorie muss in sich widerspruchsfrei sein.

Meleis (1999) sieht den Zweck von Theorien in der Beschreibung von Phänomenen, in der Erklärung von Beziehungen zwischen den Phänomenen, in der Vorhersage von Konsequenzen oder in der Handlungsanweisung für Pflegende. Auf diese Weise unterstützen Theorien PflegewissenschaftlerInnen und PflegepraktikerInnen dabei, auftretende Fragen zu bestimmten Pflegesituationen auf systematische und logische Weise zu beantworten.

Theorie, kritische: → kritische Theorie.

Todesursachenstatistik: → Mortalitätsstatistik.

Tortendiagramm: → Kreisdiagramm.

Transkription (transcription): der Vorgang der Verschriftlichung von gesprochenem Material, z. B. Interviewaufnahmen. Dabei unterscheidet man drei Grundformen:

1. Die phonetische Umschrift: Dabei werden lautliche Äußerungen phonetisch dargestellt, z. B. [ge:n] für gehen. Diese Form der Transkription ist notwendig, wenn man Sprachanalysen durchführen möchte.
2. Die literarische Umschrift: Hier werden der gesprochene Dialekt oder die von der Schriftsprache abweichenden Äußerungen im hierzulande gebräuchlichen Alphabet wiedergegeben, z. B.: „I woa feu in da Schui". Mit dieser Form der Transkription bleibt die Charakteristik der sprachlichen Äußerung erhalten, sie ist jedoch oft schwer zu lesen.
3. Die Übertragung in normales Schriftdeutsch: Die dazu verwendete Standardorthografie orientiert sich an den Normen der geschriebenen Sprache, d. h. der Dialekt wird „bereinigt", z. B.: „Ich war faul in der Schule". Die Übertragung in die Schriftsprache macht das Transkribieren und das anschließende Lesen und Bearbeiten der → Interviews leichter, es werden dabei jedoch die Besonderheiten der gesprochenen Sprache vernachlässigt. Diese Form verwendet man vor allem dann, wenn es um eine rein inhaltliche Analyse geht, bei der sprachliche Aspekte keine Rolle spielen.

Von kommentierten Transkripten spricht man, wenn mithilfe von Sonderzeichen Auffälligkeiten der Sprache wie bestimmte Intonationen, Pausen oder Betonungen ebenso wie nichtsprachliche Äußerungen wie Lachen u. Ä. im Wortprotokoll vermerkt werden.

Triangulation (triangulation): die Kombination mehrerer Methoden innerhalb einer Untersuchung, um das gleiche Phänomen zu untersuchen. Man unterscheidet methodeninterne und methodenübergreifende Triangulation.

1. **Methodeninterne Triangulation:** die Kombination von Verfahren aus ein und demselben Forschungsansatz, z. B. eine → schriftliche Befragung und eine → Dokumentenanalyse oder → offene Interviews und → teilnehmende Beobachtungen.
2. **Methodenübergreifende Triangulation, methodenexterne Triangulation:** die Kombination von Verfahren aus dem quantitativen und dem qualitativen Ansatz. Dieses Verfahren kann sequenziell oder simultan erfolgen. Bei der sequenziellen Triangulation werden quantitative und qualitative Verfahren nacheinander eingesetzt, wobei meist zuerst das qualitative Verfahren angewandt wird, um ein Phänomen ausreichend verstehen und beschreiben zu können, und danach ein quantitatives Verfahren, um davon ausgehend → Hypothesen zu bilden und zu überprüfen. Bei der simultanen Triangulation werden z. B. Datenerhebungsverfahren aus der → quantitativen und der → qualitativen Forschung gleichzeitig eingesetzt.

Triangulation, methodenexterne: → methodenübergreifende Triangulation.

Triangulation, methodeninterne: → methodeninterne Triangulation.

Triangulation, methodenübergreifende: → methodenübergreifende Triangulation.

Triangulation, sequenzielle: → sequenzielle Triangulation.

Triangulation, simultane: → simultane Triangulation.

Typ-I-Fehler: → Alpha-Fehler.

Typ-II-Fehler: → Beta-Fehler.

U

Übereinstimmungsvalidität: → Validität.

Überlebenszeit (survival time): das Zeitintervall bis zum erstmaligen Eintreffen eines bestimmten Ereignisses. Bei bösartigen Krankheiten wird häufig eine Überlebenszeit von fünf Jahren angegeben mit der Frage, wie viele Personen mit dieser Krankheit fünf Jahre nach der Diagnosestellung noch leben. Zum Beispiel: Fünf Jahre nach der Diagnosestellung „Brustkrebs" sind 78 % der erkrankten Frauen noch am Leben (📖 Robert-Koch-Institut 2005, S. 11).

Überlebenszeitanalyse (survival analysis): eine statistische Analyse, bei der die Zeit im Vordergrund steht, die bis zum erstmaligen Auftreten eines Ereignisses vergeht. Hierbei muss es sich nicht, wie der Name suggeriert, ausschließlich um → Überlebenszeiten handeln. Ebenso kann die Zeit bis zum Heilungserfolg (z. B. Wundheilung) oder bis zum Abstillen gemeint sein.

Übersichtsarbeit: → systematische Übersichtsarbeit.

unabhängige Variable (independent variable): diejenige → Variable, von der man annimmt, das sie die → abhängige Variable beeinflusst. Die unabhängige Variable wird z. B. in einer experimentellen Untersuchung (→ Experiment) bewusst verändert, um die Auswirkungen auf die abhängige Variable beobachten zu können.

ungerichtete Hypothese (nondirectional hypothesis): eine → Hypothese, bei der zwar ausgesagt wird, dass zwischen → abhängiger und → unabhängiger Variable eine Beziehung besteht, in der aber nicht die Richtung der prognostischen Beziehung zwischen den → Variablen enthalten ist.

> **Beispiel**
> Die Einstellung von ausgebildeten Pflegepersonen zu geistig verwirrten Menschen ist abhängig von der Anzahl der Jahre, die die Pflegepersonen im Beruf verbracht haben.

unstrukturierte Beobachtung: → Beobachtung.

unstrukturiertes Interview: → offenes Interview.

V

Validität, Gültigkeit (validity): ein methodisches → Gütekriterium, das ursprünglich als Begriff nur auf standardisierte → Messinstrumente angewandt wurde (psychometrische Qualität; → psychometrische Studie). Heute wird der Validitätsbegriff auch zur Bezeichnung der Güte oder Qualität von Studiendesigns (→ Forschungsdesign) verwendet.

1. Validität als ein Kriterium, das zur Beurteilung der → Angemessenheit eines quantitativen → Forschungsdesigns herangezogen wird. Man unterscheidet zwischen → interner Validität und → externer Validität.
2. Validität als ein Kriterium zur Feststellung der wissenschaftliche Güte eines Messinstruments, z. B. eines Tests, einer → Skala etc. (→ Gütekriterium). Die Validität eines Instruments bezeichnet das Ausmaß, in dem ein Messinstrument das misst, was es messen soll. So ist z. B. ein → Fragebogen, der Zufriedenheit messen soll, aber tatsächlich ausschließlich nach Belastungen fragt, nicht valide.

Die → Messung der Validität eines Instruments (empirische Validität) ist schwierig, denn sie kann nur im Vergleich zu einer anderen Messung beurteilt werden. Daher gibt es nicht „die“ Validität an sich, sondern unterschiedliche Arten der Validität, die voneinander unterschieden werden müssen:

1. **Augenscheinvalidität (face validity):** Die durch eine oder mehrere ExpertInnen erfolgende kritische Beurteilung eines Instruments auf seine wahrscheinliche Gültigkeit. Diese Art der „Validitätsprüfung“ ist die einfachste, aber auch jene, die besonders kritisch zu betrachten ist.
2. **Inhaltsvalidität (content validity):** Der Grad, in dem der Inhalt eines Messinstruments (z. B. die → Items eines Fragebogens) alle Aspekte des zu messenden Verhaltens, Zustandes etc. repräsentiert. Die Inhaltsvalidität ist insbesondere bei der Messung komplexer Begriffe von Bedeutung. Voraussetzung für die Beurteilung der Inhaltsvalidität ist die genaue → Operationalisierung eines Begriffs als Maßstab zur Überprüfung des Instruments. Die Inhaltsvalidität lässt sich nicht durch einen Wert ausdrücken. Meist wird über eine Expertengruppe geklärt, ob das Instrument der Operationalisierung des Begriffs entspricht und auch alle Dimensionen des Begriffs enthält.

Beispiel
Beinhaltet der Begriff „pflegerische Beziehung" mehrere Dimensionen (wertschätzen, unterstützen, einbeziehen, informieren, Fachkompetenz; vgl. 🕮 Hulskers 1999) und hat man gleichzeitig einen Fragebogen, dessen Items (Fragen) sich nur auf die Dimension „informieren" beziehen, so hat dieser Fragebogen keine Inhaltsvalidität, um die „pflegerische Beziehung" zu messen.

Da in der Literatur keine einheitlichen Kriterien für die Überprüfung der Inhaltsvalidität existieren, gibt es Experten, die die Inhaltsvalidität nicht als Validitätskriterium gelten lassen wollen (📖 Schnell/Hill/Esser 1999, S. 149).

3. **Kriteriumsvalidität** (criterion-related validity): Ein Aspekt der Gültigkeit eines Messinstruments, der sich auf den Zusammenhang zwischen den gemessenen Ergebnissen des infrage stehenden Instruments und den Ergebnissen eines anderen Instruments bezieht. Dieses Vergleichsinstrument ist das „Kriterium" und beansprucht, einen sehr ähnlichen Inhalt zu messen. Die Kriteriumsvalidität ist definiert als Zusammenhang (→ Korrelation) zwischen den Werten des zu bewertenden Instruments und den Kriteriumswerten. Ein Kriterium in diesem Sinne wird auch oft als „Goldstandard" bezeichnet.
Eine Sonderform der Kriteriumsvalidität ist die **Vorhersagevalidität, prädiktive Validität** oder **prognostische Validität** (predictive validity). In der Pflege ist diese Form der Validität insbesondere geeignet, die Gültigkeit von Risikoskalen zu testen, wobei untersucht wird, ob das vorhergesagte → Risiko auch eintritt.

Beispiel
Wenn man zur Einschätzung des Dekubitusrisikos eine → Skala einsetzt, so kann man ihre Vorhersagevalidität bestimmen anhand der Größe des Anteils der PatientInnen, die als gefährdet eingestuft wurden und tatsächlich einen Dekubitus bekommen. Je höher dieser Anteil ist, desto valider ist die Skala.
Oder: Wenn man einen Berufseignungstest einsetzt, so kann man anhand der Erfolgsquote – z. B. Berufserfolg, Verweildauer im Beruf, Zufriedenheit – seine Gültigkeit bestimmen.

Die **Übereinstimmungsvalidität** (concurrent validity) hingegen bezieht sich auf den Vergleich mit einer anderen → Variable, die anders erfasst wurde, aber Ähnliches messen soll.

Beispiel
Die Validität einer Schmerzskala könnte so getestet werden, dass man die → ProbandInnen ihren Schmerz zugleich auch auf anderen, bereits getesteten und validen Skalen einschätzen lässt und dann prüft, inwieweit es hier Übereinstimmungen mit der neuen, zu testenden Schmerzskala gibt.

4. **Konstruktvalidität** (construct validity): Der Grad, in dem ein Messinstrument ein theoretisches Konstrukt oder ein Merkmal tatsächlich erfasst. Man prüft auf diese Weise, ob die Messindikatoren so gewählt wurden, dass sie ein bestimmtes Konstrukt abdecken.

Ein möglicher Ansatz, die Konstruktvalidität zu testen, ist die Technik bekannter Gruppen (→ known groups technique): Sind zwei Gruppen bekannt, von denen man erwartet, dass sie sich bei dem infrage stehenden Instrument unterscheiden, erfolgt eine Überprüfung, ob dies zutrifft.

Beispiel
Gerontopsychologisch weitergebildete Pflegende müssten auf einem Instrument zur Messung von Einstellungen gegenüber Demenzkranken andere Werte aufweisen als AusbildungsanfängerInnen.

Ein häufig genutzter Ansatz zur Überprüfung der Konstruktvalidität ist die → Faktorenanalyse. Damit möchte man feststellen, ob die dem Konstrukt des Instruments theoretisch zugeordneten Dimensionen auch → empirisch zu ermitteln sind.

Zwischen Validität und → Reliabilität als weiteres → Gütekriterium quantitativer Studien besteht ein direkter Zusammenhang: Ein Instrument kann nur so valide sein, wie es auch reliabel ist, d. h. ohne Zuverlässigkeit und → Stabilität kann ein Messinstrument nie das messen, was es messen soll. Dagegen sagt eine gute Reliabilität noch nichts über die Validität aus.

Beispiel
Ein Instrument bringt immer wieder die gleichen Ergebnisse, besitzt also eine hohe Reliabilität, aber statt, wie beabsichtigt, Angst zu messen, misst es Depressivität. Damit ist es zwar reliabel, aber nicht valide.

Validität, externe: → externe Validität.

Validität, interne: → interne Validität.

Validität, prädiktive: → Validität.

Validität, prognostische: → Validität.

Validität von Screenings/Tests/Skalen (validity of screening tests): eine Art von Qualitätskriterium (→ Qualitätskriterien von diagnostischen Instrumenten/Tests) für Tests, bei denen entweder das Testergebnis mit der Häufigkeit des tatsächlich vorhandenen Gesundheitsproblems verglichen wird oder aber auch der Risikoindikator – z. B. eine Dekubitusrisikoskala – mit dem tatsächlich eingetretenen → Risiko. Dies ist eine Form der → Kriteriumsvalidität, meist der → Vorhersagevalidität.

Die → Validität von Screeninginstrumenten bezieht sich meist auf den Vergleich von dichotomen Ergebnissen des Screenings mit den tatsächlich gefundenen Ergebnissen (z. B. Gesundheitsproblem vorhanden/nicht vorhanden oder Risiko vorhanden/nicht vorhanden).

Tab. 5: Beispiel Prüfung der Validität

		Gesundheitsproblem		**Summe**
		vorhanden	nicht vorhanden	
Screening	positiv	a	b	a + b
	negativ	c	d	c + d
Summe		a + c	b + d	a + b + c + d

a = Anzahl richtig-positiver Werte: Das Screening zeigt das Gesundheitsproblem an, das Kriterium zeigt es ebenfalls an.

b = Anzahl falsch-positiver Werte: Das Screening zeigt das Gesundheitsproblem an, das Kriterium hingegen zeigt es nicht an.

c = Anzahl falsch-negativer Werte: Das Screening zeigt kein Problem an, das Kriterium zeigt es jedoch.

d = Anzahl richtig-negativer Werte: Das Screening zeigt kein Problem an, das Kriterium ebenfalls nicht.

Als → Sensitivität bezeichnet man den Anteil von Personen mit positivem Testbefund an jenen Personen, bei denen tatsächlich ein Gesundheitsproblem vorhanden ist: a/(a+c).

Als → Spezifität bezeichnet man den Anteil von Personen mit negativem Testbefund an jenen Personen, bei denen tatsächlich kein Gesundheitsproblem vorhanden ist: d/(b+d).

Als positiven Vorhersagewert (prädiktiven Wert) bezeichnet man den Anteil von Personen mit einem tatsächlich vorhandenen Gesundheitsproblem an jenen Personen, bei denen ein positives Testergebnis vorliegt: a/(a+b).

Als negativen Vorhersagewert (prädiktiven Wert) bezeichnet man den Anteil von Personen ohne Gesundheitsproblem an jenen Personen, bei denen ein negatives Testergebnis vorliegt: c/(c+d).

Tab. 6: Original-Nortonskala und das Auftreten eines Dekubitus im Altenpflegeheim. → Sensitivität: 94,6 %; → Spezifität: 20,6 %; positiver Vorhersagewert: 30,2; negativer Vorhersagewert: 91,3 (📖 Halek/Mayer 2002).

		Dekubitus nach einer Woche		**Summe**
		vorhanden	nicht vorhanden	
Nortonskala Risiko	ja	35	81	116
	nein	2	21	23
Summe		37	102	139

Variable (variable): eine Eigenschaft oder ein Merkmal einer Person, eines Objekts oder eines → Konzepts, das Gegenstand der Untersuchung ist. Im Gegensatz zu einer Konstanten kann eine Variable unterschiedliche Werte oder Ausprägungen annehmen – sie variiert. Variablen können nach ihrer Funktion in der Untersuchung unterschieden werden:

1. **Abhängige Variable:** Die Variable, von der man annimmt, dass ihre Ausprägung von der unabhängigen Variable abhängt oder durch sie verursacht ist. Sie wird auch als Ergebnis- oder Zielvariable bezeichnet.
2. **Unabhängige Variable:** Dies ist diejenige Variable, von der man annimmt, dass sie eine andere – nämlich die abhängige Variable – beeinflusst.
3. **Kontrollvariable:** Dies ist eine Variable, die mit der abhängigen Variable in Zusammenhang steht, jedoch nicht Gegenstand der Untersuchung ist. Kontrollvariablen müssen kontrolliert werden (→ Kontrolle), damit sie das Ergebnis, d. h. die Veränderung der abhängigen Variable nicht beeinflussen.
4. **Störvariable:** Störvariablen wirken sich ebenfalls auf die abhängige Variable aus, werden aber nicht kontrolliert, weil sie zunächst unbekannt sind (→ Konfundierung).

Variable, abhängige: → abhängige Variable.

Variable, unabhängige: → unabhängige Variable.

Varianz, s^2 (variance): ein Streuungsmaß für metrische Daten. Es entspricht dem Quadrat der → Standardabweichung und ist ein Maß für die durchschnittliche Abweichung vom Mittelwert, genauer: die durchschnittliche quadratische Abweichung vom → arithmetischen Mittelwert.

Achtung: Die Einheit der Varianz entspricht nicht derjenigen der Messwerte. Soll beispielsweise die Streuung, d. h. die Varianz der Geburtsgewichte von Neugeborenen bestimmt werden, so besitzt die Varianz die Einheit kg^2 (Quadrat-Kilogramm). Erst durch das Ziehen der Quadratwurzel erhält man mit der Standardabweichung wieder die Einheit kg.

Varianzanalyse (ANOVA = analysis of variance): eine Methode, mit der – im Unterschied zum unabhängigen → T-Test – untersucht werden kann, ob sich die Mittelwertsunterschiede von mehr als nur zwei Gruppen unterscheiden. Die Varianzanalyse lässt sich je nach Anzahl der → unabhängigen kategorialen (nominalen) Variablen unterteilen in die ein-, zwei- und mehrfaktorielle Varianzanalyse.

Varianzhomogenität (homogeneity of variance): die Gleichheit der → Varianzen. Bei einer Reihe von → Signifikanztests (z. B. → T-Test, → Varianzanalyse) ist die Varianzhomogenität, d. h. die gleiche Streuung in den Untersuchungsgruppen Voraussetzung.

Varianzheterogenität (heterogeneity of variance): die Ungleichheit von → Varianzen; sie bedeutet also unterschiedliche Streuungen innerhalb der Untersuchungsgruppen.

Variationskoeffizient (variation coefficient): ein Maß für die Streuung der Messwerte (genauer: für die → Standardabweichung) im Verhältnis zum → arithmetischen Mittelwert. Es gilt: $V_k = \frac{s}{\overline{x}}$.

Bezogen auf den jeweiligen Mittelwert kann ein und dieselbe Streuung unterschiedlich groß empfunden werden.

Verallgemeinerung, Generalisierung (generalization): das Ausmaß, in dem die Ergebnisse einer Studie auf eine größere → Population bzw. auf die → Grundgesamtheit übertragbar sind. Ausschlaggebend für das Ausmaß dieser Übertragbarkeit sind die Qualität der → Stichprobe und vor allem ihre → Repräsentativität.

Verblindung (blinding): das Vorenthalten einer Information bezüglich der Art der Behandlung oder Intervention, die an den → ProbandInnen vorgenommen wird, z. B. wirksame, weniger wirksame oder nicht wirksame Behandlungen. Dadurch versucht man, die Beeinflussung der Ergebnisse durch die Forscherin und/oder die Probandin, die durch Wunschdenken entstehen, zu kontrollieren (→ Kontrolle).

verdeckte Beobachtung: → Beobachtung.

Verfahren, multivariates: → multivariates Verfahren.

Vergleichen, konstantes: → permanente vergleichende Analyse.

Vergleichsgruppe (comparison group): eine Gruppe von Personen, die zum Vergleich herangezogen wird, wenn keine → Kontrollgruppe vorhanden ist.

Verhältnisskala: → Ratioskala.

Verifikation: → Positivismus.

Versuchsgruppe: → Experimentalgruppe.

Vertrauensintervall: → Konfidenzintervall.

Vertrauensniveau: → Konfidenzniveau.

Vierfeldertafel: → Kontingenztafel.

Vier-Gruppen-Design (solomon-four-group design): ein experimentelles Design (→ Experiment), das eine Kombination aus → Prätest-Posttest-Design und → Nur-Posttest-Design darstellt, was bedeutet, dass vier Gruppen verglichen werden. Es wird dann eingesetzt, wenn die Vermutung naheliegt, dass der → Prätest an sich das Ergebnis beeinflussen könnte.

Vorhersagevalidität: → Validität.

Vortest: → Prätest.

Vulnerabilität (vulnerability): Verletzlichkeit; eine Bezeichnung für Personengruppen, die als ForschungsteilnehmerInnen mit besonderer Vorsicht behandelt werden müssen und eines besonderen Schutzes bedürfen. Dies sind z. B. → ProbandInnen, die nicht imstande sind, eine → aufgeklärte Einwilligung zu geben, die sich in großer Abhängigkeit befinden oder die aufgrund besonderer Umstände in höherem Maße gefährdet sind, durch eine Studie „Nebenwirkungen" zu erleiden. Zu den vulnerablen Gruppen zählen u. a. Kinder, Menschen mit besonderen Bedürfnissen wie etwa geistig und körperlich behinderte Menschen, psychisch Kranke, Schwangere oder Personen, die in Institutionen leben, z. B. BewohnerInnen von Pflegeheimen (vgl. 🕮 Schnell/Heinritz 2006, S. 44).

W

Wahrscheinlichkeit (probability): das Verhältnis bestimmter Ereignisse zur Anzahl aller möglichen Ereignisse. Grundsätzlich geht man davon aus, dass jedes Ereignis die gleiche Eintrittswahrscheinlichkeit hat. Diese Definition ist die Grundlage der klassischen Wahrscheinlichkeitstheorie, an der sich die → Inferenzstatistik orientiert.

Beispiel
Bei einem Würfel hat jede Zahl die gleiche Chance, als Ergebnis des Würfelns zu erscheinen. Da der Würfel sechs Zahlen (Seiten) hat, ist die Wahrscheinlichkeit für jede dieser Zahlen, gewürfelt zu werden, ein Sechstel (1/6). Die Wahrscheinlichkeit des Auftretens einer geraden Zahl liegt bei 0,5: drei „Ereignisse" entsprechen geraden Zahlen (2, 4, 6), die auf die sechs möglichen Ereignisse bezogen werden.

Wahrscheinlichkeitsstichprobe: → Zufallsstichprobe.

Wechselbeziehungsstudie: → Korrelationsstudie.

Welch-Test: → T-Test.

Wilcoxon-Vorzeichenrangtest (Wilcoxon signed-rank test): eine parameterfreie (d. h. die → Normalverteilung wird nicht vorausgesetzt), für abhängige → Stichproben geeignete Alternative zum abhängigen → T-Test. Im Gegensatz zu diesem ist der Wilcoxon-Vorzeichenrangtest auch für ordinale Daten geeignet.

Wirksamkeit (effectiveness, efficacy): allgemein das Ausmaß, in dem sich eine Intervention, Prozedur, Dienstleistung oder sonstige Maßnahme auf definierte → Populationen auswirkt. Die Wirksamkeit wird unterschieden nach → Effektivität, d. h. Wirksamkeit unter Realbedingungen, → Efficacy, d. h. Wirksamkeit unter idealen Bedingungen, und → Effizienz, d. h. Wirksamkeit im Verhältnis zum eingesetzten Aufwand.

Wirkungsvariable: → Variable.

Wissenschaftstheorie (philosophy of science): die „Theorie von der Wissenschaft", die sich mit den Voraussetzungen und Grundlagen der Erkenntnis in den Wissenschaften beschäftigt. Dabei werden Methoden, Grundsätze, Begriffe und Ziele einer jeden wissenschaftlichen Denkschule geklärt und einer kritischen Prüfung unterzogen (z. B. → kritischer Rationalismus, → interpretatives Paradigma).

Im Englischen wird der Begriff „philosophy of science“ auch oftmals mit spezifischem Bezug auf eine wissenschaftliche Einzeldisziplin verwendet und umfasst dann die Gesamtheit der verschiedenen wissenschaftlichen Denkschulen, die in dieser Disziplin zum Einsatz kommen. Zum Beispiel umfasst der Begriff „philosophy of science – nursing“ die wissenschaftlichen Denkschulen bzw. die quantitativen und qualitativen Methoden, die in der Pflegewissenschaft zur Anwendung kommen.

Wünschbarkeit, soziale: → soziale Erwünschtheit.

Z

z-Transformation (z-transformation): Mittels der z-Transformation lässt sich jede → Normalverteilung standardisieren und in die sogenannte Standardnormalverteilung (Mittelwert = 0, Streuung = 1) überführen. Hierbei werden Abweichungen vom → Mittelwert durch Vielfache der → Standardabweichung, sogenannte z-Werte ausgedrückt. Ein z-Wert von 0 liegt demnach genau in der Mitte, d. h. 50 % der TestteilnehmerInnen haben höhere und 50 % niedrigere Testwerte; ein z-Wert von 2 befindet sich zwei Standardabweichungen oberhalb des Mittelwerts. Aus entsprechenden Tabellen für die Standardnormalverteilung lässt sich ablesen, dass in diesem Fall nur 2,28 % der TestteilnehmerInnen höhere, aber 97,72 % niedrigere Testwerte erzielen.

zentrale Tendenz, Maß: → Maß der zentralen Tendenz.

Zielgröße (dependent variable): eine → abhängige Variable, nämlich diejenige, die durch Einflüsse, d. h. durch die → unabhängigen Variablen erklärt werden soll.

Zielpopulation: → Grundgesamtheit.

Zirkel, hermeneutischer: → hermeneutischer Zirkel.

Zufallsauswahl: → Zufallsstichprobe.

Zufallsstichprobe, Zufallsauswahl (probability sampling): eine Gruppe von Untersuchungselementen, die aus einer bestimmten → Grundgesamtheit stammen und nach dem Zufallsprinzip ausgewählt wurden.

Bei der Auswahl nach dem Zufallsprinzip geht man immer davon aus, dass jedes Element einer → Population die gleiche Chance hat, in die → Stichprobe aufgenommen zu werden. Man unterscheidet verschiedene Arten der Zufallsauswahl:

1. **Einfache Zufallsauswahl:** Die Stichprobe basiert die auf dem Zufallsprinzip, d. h. alle Elemente oder Personen einer Grundgesamtheit haben die gleiche Chance, in die Stichprobe zu gelangen. Dadurch soll sichergestellt werden, dass sich die Merkmale der Grundgesamtheit in der Stichprobe in gleicher Verteilung wiederfinden, was als → Repräsentativität bezeichnet wird. Dazu ist eine Liste oder Datei aller Elemente bzw. Personen der angestrebten → Population (→ Stichprobenplan) erforderlich. Daraus werden die Stichprobenelemente nach dem Zufallsprinzip, z. B. mittels einer Zufallszahlentabelle oder eines Statistikprogramms, gezogen.

2. **Geschichtete Zufallsauswahl, geschichtete Zufallsstichprobe** (stratified random sampling): Die Gesamtpopulation (→ Grundgesamtheit) wird zuerst in Gruppen aufgeteilt (geschichtet) – z. B. nach der Verteilung von Männern und Frauen – und dann aus jeder Schichtung eine Zufallsstichprobe gezogen. Dadurch ist die Gesamtstichprobe zwar im Hinblick auf die Geschlechterverteilung nicht mehr repräsentativ (disproportional), man kann jedoch annehmen, dass sie in jeder einzelnen Schicht repräsentativ ist.
3. **Systematisch gebildete Stichproben** (systematic random sample): Die → TeilnehmerInnen werden nach ganz bestimmten Regeln ausgewählt, z. B. jede zehnte registrierte Pflegeperson. Wenn man den Ansprüchen einer Zufallsstichprobe dabei genügen möchte, muss man zuerst das → Stichprobenziehungsintervall definieren, d. h. das Intervall, in dem die Fälle gezogen werden müssen, um bei einer gegebenen Größe der Grundgesamtheit eine Stichprobe in der gewünschten Größe zu bilden. Dann wird mittels einer Tabelle mit Zufallszahlen der erste Fall bestimmt, und von diesem ausgehend werden mithilfe des Intervalls alle weiteren Fälle gezogen.

Beispiel
Betragen das Intervall zehn und die Zufallszahl 73, dann kommen, beginnend mit 73, alle Personen mit den entsprechenden Nummern, also 73, 83, 93 etc. in die Stichprobe.

Auch eine Zufallsauswahl bietet keine Sicherheit, dass die Stichprobe tatsächlich repräsentativ ist, man kann jedoch davon ausgehen, dass Unterschiede rein zufallsabhängig sind. Je größer die Stichprobe ist, desto unwahrscheinlicher sind auch größere Abweichungen.

Zufallsstichprobe, einfache: → einfache Zufallsstichprobe.

Zufallsstichprobe, geschichtete: → geschichtete Zufallsstichprobe.

Zustimmung, informierte: → informierte Zustimmung.

Zuverlässigkeit: → Reliabilität.

zuzuschreibendes Risiko: → attributives Risiko.

zweckgebundene Auswahl: → kriterienbezogene Auswahl.

zweckgebundene Stichprobe: → kriterienbezogene Auswahl.

Zyklus, empirischer: → empirischer Zyklus.

Übersetzungshilfe für englische Begriffe der Pflegeforschung

A

abduction Abduktion

abstract Abstract

accessible population verfügbare Population

across-method triangulation methodenübergreifende/methodenexterne Triangulation

action research Aktionsforschung, Handlungsforschung

actors TeilnehmerInnen, StudienteilnehmerInnen

after-only design (posttest-only design) Nur-Posttest-Design

alternative hypothesis Alternativhypothese

analysis of variance (ANOVA) Varianzanalyse

analytic epidemiology analytische Epidemiologie

anonymity Anonymität

ANOVA (analysis of variance) Varianzanalyse

applied research angewandte Forschung

attributable risk attributives Risiko, zuzuschreibendes Risiko

axial coding axiales Kodieren

axiom Axiom

auditability Folgerichtigkeit

B

bar graph Balkendiagramm, Stabdiagramm, Säulendiagramm

baseline measurement Basisuntersuchung, Baseline-Messung

basic research/fundamental research Grundlagenforschung

bias Bias, Auswahlbias

binominal distribution Binominalverteilung

biographical research biografische Forschung

blind study Blindstudie, Halbblindstudie

blinding Verblindung

box-and-whisker plot Boxplot, Box-and-Whisker-Plot

boxplot Boxplot, Box-and-Whisker-Plot

bracketing Bracketing

C

causal relation, causality Kausalzusammenhang

causality Kausalität

case-control study Fall-Kontroll-Studie

case-fatality rate, ratio Letalität, Letalitätsrate

case report Fallbericht, Fallbeschreibung

case study, case-study design Fallstudie, Einzelfallstudie

category Kategorie

chi-square test, χ^2-test Chi-Quadrat-Test, χ^2-Test

clinical epidemiology klinische Epidemiologie

clinical experiment, clinical trial klinisches Experiment

clinical nursing research klinische Pflegeforschung

clinical relevance klinische Relevanz

clinical research klinische Forschung

clinical trial klinisches Experiment

closed-ended question geschlossene Frage

cluster sampling Clusterstichprobe, Klumpenstichprobe

code of ethics Ethikkodex

coding Kodieren

coefficient of determination Bestimmtheitsmaß, R^2

Cohen's κ, Cohen's kappa, Cohens Kappa

cohort Kohorte

cohort study Kohortenstudie

comparative design/study komparatives Design

comparison group Vergleichsgruppe

concept theoretischer Begriff, Konzept

concept analysis Begriffsanalyse

conceptual definition konzeptionelle Definition

conceptual model konzeptionelles Modell

concurrent validity Übereinstimmungsvalidität

confidence intervall Konfidenzintervall, Vertrauensintervall

confidence limits Konfidenzgrenzen

confidence level Konfidenzniveau, Vertrauensniveau

confounding Konfundierung

confounding variable, extraneous variable Störvariable, konfundierende Variable

constant-comparison method/analysis permanent vergleichende Analyse, konstanter Vergleich

construct validity Konstruktvalidität

constructivism Konstruktivismus

content analysis Inhaltsanalyse, Dokumentenanalyse, Textanalyse, interpretativ-reduktive Datenauswertung

content validity Inhaltsvalidität

context analysis interpretativ-explikative Datenauswertung

contingency table Kontingenztafel, Kreuztabelle

control Kontrolle

control group Kontrollgruppe

control variable Kontrollvariable

convenience sampling Gelegenheitsstichprobe, Nicht-Zufallsauswahl, Nicht-Zufallsstichprobe

core variable Kernvariable

correlation Korrelation, Korrelationsberechnung

correlation coefficient Korrelationskoeffizient

correlation study Korrelationsstudie

co-variance Kovarianz

covert observation verdeckte Beobachtung

credibility Glaubwürdigkeit

critical rationalism kritischer Rationalismus

critical theory kritische Theorie

criteria for causality Kausalitätskriterien

criterion-related validity Kriteriumsvalidität

Cronbach's alpha, Cronbachs α Cronbachs Alpha

cross-sectional study Querschnittstudie

crossover design Crossover-Design

crude death rate rohe Mortalitätsrate

cumulative incidence rate, ratio kumulative Inzidenzrate

curtosis Schiefe

D

data saturation, saturation Datensättigung

death rate Sterblichkeitsrate, Mortalitätsrate

deduction Deduktion

delphi technique Delphi-Studie

dependent variable abhängige Variable, Zielgröße

descriptive epidemiology deskriptive Epidemiologie

descriptive studies deskriptive Forschung, deskriptives Design

design Design

directional hypothesis gerichtete Hypothese

dose-response relationship Dosis-Wirkungs-Beziehung

double-blind study Doppelblindstudie

E

ecological fallacy, ecological bias ökologischer Fehlschluss

ecological study ökologische Studie

effect size Effektstärke, Effektgröße

effectiveness Effektivität

efficacy Wirksamkeit

efficiency Effizienz, Wirksamkeit

emic (perspective) emisch(e Perspektive)

empiric empirisch

empirical research empirische Forschung

empirism Empirismus

epidemiology Epidemiologie

epistemology Epistemologie

ethical clearing ethischer Befund

ethics Ethik

ethnography Ethnografie

etic perspective etisch(e Perspektive)

evaluation Evaluation

evaluation research Evaluationsforschung

evidence wissenschaftlicher Nachweis, Beweis

evidence-based nursing (ebn) forschungsbasierte Pflege (bzw. Evidence-based Nursing)

evidence-based practice forschungsbasierte Praxis (bzw. Evidence-based Practice)

ex-post-facto research Ex-post-facto-Forschung

excess risk Risikodifferenz, Risikounterschied

exclusion criteria Ausschlusskriterien

expectation of life, life expectancy Lebenserwartung

experiment Experiment

experimental research experimentelle Forschung/Experiment

exploration Exploration

exposure Exposition

external validity externe Validität

extraneous variable, confounding variable Störvariable, Kontrollvariable

F

face validity Augenscheinvalidität

factor analysis Faktorenanalyse

fallacy Artefakt, Fehlschluss

field methods Feldforschung

field notes Feldnotizen

field observation Feldbeobachtung

field research Feldforschung

field study Feldforschung, Feldstudie

field work Feldforschung

fittingness Angemessenheit

focus-group interview Fokus-Gruppeninterview

focused interview fokussiertes Interview

follow-up study Follow-up-Studie

frequency distribution Häufigkeitsverteilung

fundamental research/basic research Grundlagenforschung

G

generalization Verallgemeinerung, Generalisierung

grounded theory Grounded Theory

group interview Gruppeninterview

H

halo-effect Halo-Effekt, Ausstrahlungseffekt, Fragereiheneffekt

Hawthorne-effect Hawthorne-Effekt

healthy worker effect Healthy-Worker-Effekt

hermeneutic circle hermeneutischer Zirkel, Zirkel des Verstehens, hermeneutische Spirale

hermeneutics (objektive) Hermeneutik

heterogeneity of variance Varianzheterogenität

hierarchies of evidence Evidenzhierarchien

histogram Histogramm

history-effect History-Effekt, säkularer Trend

homogeneity Homogenität

Homogeneity of variance Varianzhomogenität

hypothesis Hypothese

I

implicite codes implizite Kodes

in-vivo codes In-vivo-Kodes

in-vivo measurement In-vivo-Messung

in-vitro measurement In-vitro-Messung

incidence Inzidenz

incidence density Inzidenzdichte

incidence rate, ratio Inzidenzrate

inclusion criteria Einschlusskriterien

independent variable unabhängige Variable, Wirkungsvariable, Einflussvariable

induction/inductive Induktion/induktiv

infant mortality Säuglingssterblichkeit

infant mortality rate Säuglingssterblichkeitsrate

inferential statistics Inferenzstatistik

informed consent informierte Zustimmung

Institutional Review Board Ethikkommission

inter-observer reliability, inter-rater reliability, intercoder reliability Interrater-Reliabilität

internal consistency innere/interne Konsistenz

internal validity interne Validität

interpretative paradigm interpretatives Paradigma

interquartile range Quartilsabstand, Interquartilsabstand

interval scale Intervallskala

interventional study Interventionsstudie

interview Interview

interview guide Interviewleitfaden

intra-rater reliability Intrarater-Reliabilität

item Item

J

judgemental sampling gezielte Stichprobe, gezielte Auswahl

K

known groups technique Known-Groups-Technique, Technik bekannter Gruppen

L

laboratory study/experiment Laborstudie, Laborexperiment

level of evidence Evidenzgrad

level of measurement Messniveau, Skalenniveau

level of (statistical) significance Signifikanzniveau

life expectancy, expectation of life Lebenserwartung

linear regression lineare Regression

Likert-scale Likert-Skala

logistic regression logistische Regression

longitudinal study Längsschnittstudie, Longitudinalstudie

M

manipulation Manipulation

matching Matching, Erstellen von Kontrollgruppen

maturation Reifung

mean arithmetischer Mittelwert

measurement Messung

measurement instrument/tool Messinstrument

median Median

memos, memoing Memos, Memos erstellen

meta-analysis Metaanalyse

meta-paradigm Metaparadigma

meta-synthesis Metasynthese

meta-theory Metatheorie

methodological research methodologische Forschung

mode Modus, Modalwert

morbidity Morbidität

morbidity rate, ratio Morbiditätsrate

mortality rate, death rate, ratio Mortalitätsrate, Sterblichkeitsrate

mortality statistics Mortalitätsstatistik, Todesursachenstatistik

multivariate analysis multivariate/s Analyse/Verfahren

N

naturalistic research naturalistische Forschung, qualitative Forschung

nominal scale Nominalskala

nomothetic nomothetisch

nondirectional hypothesis ungerichtete Hypothese

nonequivalent design nichtäquivalentes Design (Quasi-Experiment ohne Randomisierung)

nonequivalent-control-group design nichtäquivalentes Kontrollgruppendesign

nonequivalent-only-posttest design nichtäquivalentes Nur-Posttest-Design

nonexperimental research/design nichtexperimentelle/s Forschung/Design

nonparametric statistics/test nichtparametrischer Test

nonparticipant observation nichtteilnehmende Beobachtung

nonprobability sample/sampling Nicht-Zufallsstichprobe

normal distribution Normalverteilung, Gauß'sche Normalverteilung

null hypothesis Nullhypothese, statistische Hypothese

O

objectivity Objektivität

observation Beobachtung

observational research Beobachtungsstudie

observational setting Beobachtungsfeld, Beobachtungssituation

odds Odds

odds ratio, OR Odds Ratio, OR

one size hypothesis gerichtete Hypothese

open coding offenes Kodieren

open-ended-question offene Frage

operational definition operationale Definition

operationalization Operationalisierung, operationale Definition

ordinal scale Ordinalskala, Rangskala

outcome Outcome, Ergebnis

overt observation offene Beobachtung

P

p (= probability) Wahrscheinlichkeit

p-value p-Wert

panel study Panelstudie

paradigm case Pardigmafall

parameter Parameter

parametric statistics parametrische/r Test/Statistik

participant (Forschungs-)TeilnehmerIn

participant observation teilnehmende Beobachtung

Pearson correlation, Pearson's r Pearson-Korrelation

peer-review Peer-Review

period prevalence Periodenprävalenz

period-prevalence rate, ratio Periodenprävalenzrate

person-years of observation Personenjahre

phenomenology Phänomenologie, phänomenologische Forschung

philosophy of science Wissenschaftstheorie

pie chart Kreisdiagramm, Tortendiagramm

pilot study Pilotstudie

placebo Placebo

placebo effect Placeboeffekt

point prevalence Punktprävalenz

polygon Liniendiagramm, Kurvendiagramm

population Grundgesamtheit, Population

population at risk Risikopopulation

population parameter Populationsparameter

positivism Positivismus

posttest Posttest

posttest-only design Nur-Posttest-Design

power Teststärke, Power, Testpower

power analysis Poweranalyse, Fallzahlschätzung

predictive validity Vorhersagevalidität, prädiktive Validität, prognostische Validität

premise Prämisse

pretest Prätest, Pretest, Vortest

pretest-and-posttest design Prätest-Posttest-Design

pretest-effect Prätest-Effekt

prevalence Prävalenz

prevalence rate, ratio Prävalenzrate

probability Wahrscheinlichkeit

probability sampling Zufallsstichprobe, Zufallsauswahl

product-moment-correlation coefficient Produkt-Moment-Korrelation, Pearson-Korrelation

proportional mortality, PM proportionale Mortalität, proportionale Sterblichkeit

proportional-mortality ratio, PMR proportionale Mortalitätsrate, proportionale Sterblichkeitsrate

proposal Forschungsplan, Forschungsentwurf

proposition Proposition, logische Aussage, Satz

prospective study prospektive Studie

psychometric assessment/analysis psychometrische Studie

purposive sampling gezielte Stichprobe/Auswahl, kriterienbezogene Stichprobe/Auswahl

Q

qualitative research qualitative Forschung

quality of diagnostic instruments/tests Qualitätskriterien von diagnostischen Instrumenten/Tests

quantitative research quantitative Forschung

quasi experiment Quasi-Experiment

questionnaire Fragebogen

quota Quote

quota sampling Quotenauswahl, Quotenstichprobe

R

random assignment Randomisierung

random sampling Zufallsstichprobe, Zufallsauswahl

randomization Randomisierung

randomised-controlled trial, RCT randomisiert-kontrollierte Studie, RCT

random sampling einfache Zufallsauswahl, einfache Zufallsstichprobe

range Spannweite

rate Rate

rating scale Rating-Skala

ratio scale Ratioskala, Verhältnisskala

RCT, randomised-controlled trial randomisiert-kontrollierte Studie, RCT

reactivity Reaktivitätseffekt

receiver-operating-characteristic curve ROC-Kurve

regression Regression

relative risk, RR relatives Risiko

reliability Reliabilität, Zuverlässigkeit

reliability coefficient Reliabilitätskoeffizient

repeated-measures design Messwiederholungsdesign

replication study Replikationsstudie

representativity Repräsentativität

research design Forschungsdesign

research diary Feldtagebuch

research ethics Forschungsethik

research hypothesis Forschungshypothese

research process Forschungsprozess

research question Forschungsfrage

research utilization Forschungsanwendung

representativity Repräsentativität

response-rate Rücklaufquote

retrospective study retrospektive Studie

review Übersichtsarbeit, Review

risk Risiko

risk difference Risikodifferenz, Risikounterschied

risk factor Risikofaktor

ROC-curve, receiver operating characteristic curve ROC-Kurve

S

sample Stichprobe

sample characteristics Stichprobeneigenschaften, Stichprobenmerkmale

sample frame Stichprobenplan, Stichprobenrahmen

sample size Stichprobengröße

sampling Stichprobenbildung, Stichprobenziehung, Stichprobenauswahl

sampling bias Selektionseffekt

sampling frame Stichprobenrahmen, Stichprobenplan

saturation, data saturation Datensättigung

scale Skala

scatterplot Streudiagramm

screening Screening

selective coding selektives Kodieren

self observation Selbstbeobachtung

self report Befragung

self-administered questionnaire schriftliche Befragung

semantic-differential scale Polaritätsprofil, semantisches Differenzial

semistructured interview, semistandardised interview halb standardisiertes Interview, halb/semistrukturiertes Interview, Leitfadeninterview

sensitivity Sensitivität

sequential triangulation sequenzielle Triangulation

single blind study Blindstudie, Halbblindstudie

single-case study Einzelfallstudie, Fallstudie

single-group-pretest-posttest design Einzelgruppen-Prätest-Posttest-Design

single-system design Single-System-Design

snowball sampling Schneeballverfahren

social desirability soziale Wünschbarkeit, soziale Erwünschtheit

social epidemiology Sozialepidemiologie

Solomon-four-group design Vier-Gruppen-Design

Spearman's rank-order correlation Spearman-Korrelation, Rangordnungskorrelation

specifity Spezifität

split-half technique Split-half-Technik

spurious correlation Scheinkorrelation

stability Stabilität

standard deviation Standardabweichung, s

standard error Standardfehler

standardized interview standardisiertes Interview

standardized morbidity rate, ratio standardisierte Morbiditätsrate

standardized mortality rate, ratio standardisierte Mortalitätsrate

standardized population standardisierte Population

standardized questionnaire standardisierter Fragebogen

statistical power statistische Power, Teststärke, Testpower

statistical significance Signifikanz

statistical test, test of significance Signifikanztest

stratified random sampling geschichtete Zufallsstichprobe, geschichtete Zufallsauswahl

student's t-test T-Test

subject, research subject, participant ProbandIn, ForschungsteilnehmerIn

survey, survey research Survey, Umfragestudie, Befragung, deskriptive Studie, „Beobachtungsstudie"

survival analysis Überlebenszeitanalyse

survival time Überlebenszeit

symbolic interactionism symbolischer Interaktionismus

systematic review systematische Übersichtsarbeit, systematisches Review

T

target population Zielpopulation

tautology Tautologie

termination criteria Abbruchkriterien

test of significance, statistical test Signifikanztest

test-retest reliability Testwiederholungsreliabilität

testpower Teststärke, Testpower, Power

theorem Theorem

theoretical sampling theoretical Sampling, theoriebegründete Stichprobe

theory Theorie

time-series design Langzeitdesign mit Testserien

transcription Transkription

triangulation Triangulation

Type I error Alpha-Fehler, Typ-I-Fehler, Fehler erster Ordnung

Type II error Beta-Fehler, Typ-II-Fehler, Fehler zweiter Ordnung

U

unit of observation Beobachtungseinheit

unstructured interview offenes Interview, unstrukturiertes Interview

unstructured observation unstrukturierte Beobachtung, qualitative Beobachtung

V

validity Validität, Gültigkeit

validity of screening tests Validität von Screenings/Tests/Skalen

variable Variable

variance Varianz, s^2

vulnerability Vulnerabilität, Verletzlichkeit

W

Wilcoxon rank-sum text Mann-Whitney-U-Test, Wilcoxon-Rangsummentest

Wilcoxon signed-rank test Wilcoxon-Vorzeichenrangtest

within method triangulation methodeninterne Triangulation

Z

z-transformation z-Transformation

Literatur

Agency for Healthcare Research and Quality (AHRQ) (2002): Systems to Rate the Strength of Scientific Evidence. AHRQ Publication No. 02-E016.

Arndt Marianne: Ethik denken – Maßstäbe zum Handeln in der Pflege. Stuttgart: Thieme 1996.

Atteslander Peter: Methoden der empirischen Sozialforschung. Berlin: de Gruyter 1995.

Bartholomeyczik Sabine/Hunstein Dirk/Koch Veronika/Zegelin-Abt Angelika: Zeitrichtlinien zur Begutachtung des Pflegebedarfs. Frankfurt a. M.: Mabuse 2001.

Bartholomeyczik Sabine: Qualitätsdimensionen in der Pflegedokumentation – eine standardisierte Analyse von Dokumenten in Altenpflegeheimen. In: Pflege 17/2004, S. 187–195.

Bartholomeyczik Sabine: Epidemiologie: Vorkommen und Verteilung von Brustkrebs in ausgewählten Ländern. In: Eicher Manuela/Marquard Sara (Hg.): Breast Care Nurse. Ein Lehrbuch. Bern: Huber (im Druck).

Beaglehole Robert/Bonita Ruth/Kjellström Tord: Einführung in die Epidemiologie. Bern: Huber 1997.

Beck Cheryl Tatano: Qualitative Research: the evaluation of its credibility, fittingness and auditability. In: Western Journal of Nursing Research 15/1993, S. 263–266.

Behrens Johann/Langer Gero: Evidence-based Nursing. Vertrauensbildende Entzauberung der Wissenschaft. Bern: Huber 2004.

Beneker Hanna: „Liebe Erfahrungen" – Erlebte und erzählte Lebensgeschichte von Migrantinnen in der Pflege. In: Schaeffer Doris/Müller-Mundt Gabriele (Hg.): Qualitative Gesundheits- und Pflegeforschung. Bern: Huber 2002, S. 133–147.

Bhopal Raij: Concepts of Epidemiology. Oxford: Oxford University Press 2002.

Blumer Herbert: Symbolic interactionism: Perspectives and method. Berkeley, CA: University of California Press 1969.

Brandenburg Hermann/Panfil Eva-Maria/Mayer Herbert: Pflegewissenschaft 2. Lehr- und Arbeitsbuch zur Einführung in die Pflegeforschung. Bern: Huber 2007.

Flick Uwe: Interviews in der Gesundheits- und Pflegeforschung: Wege zur Herstellung und Verwendung verbaler Daten. In: Schaeffer Doris/Müller-Mundt Gabriele (Hg.): Qualitative Gesundheits- und Pflegeforschung. Bern: Huber 2002, S. 203–220.

Friedrichs Jürgen: Methoden empirischer Sozialforschung. Opladen: Westdeutscher Verlag 1985.

Ganz Ute: Die Interrater-Reliabilität der Norton-Skala zur Ermittlung des Dekubitusrisikos. Eine empirische Untersuchung im stationären Altenpflegebereich. In: Panfil Eva-Maria (Hg.): Focus: Klinische Pflegeforschung. Beispiele quantitativer Studien. Hannover: Schlütersche Verlagsgesellschaft 2004, S. 130–145.

Geschwindner-Tomlinovic Heike: Pflege – ein Beruf mit Kopf, Herz und Hand. In: Seidl Elisabeth/Walter Ilsemarie (Hg.): Rückblick für die Zukunft – Beiträge zur historischen Pflegeforschung. Wien: Maudrich 1998.

Glaser, Barney/Strauss, Anselm: Grounded Theory: Strategien qualitativer Forschung. Bern: Huber 1998.

Gläser Jochen/Laudel Grit: Experteninterviews und qualitative Inhaltsanalyse. Wiesbaden: VS-Verlag 2004.

Halek Margareta/Mayer Herbert: Die prädiktive Validität der originalen und erweiterten Norton-Skala in der Altenpflege. In: Pflege 15/2002, S. 309–317.

Hulskers Harry: Die Qualität der pflegerischen Beziehung. Entwicklung eines Messinstruments. Unveröffentlichte Masterarbeit. Fakultät der Gesundheitswissenschaften der Universität Maastricht/Weiterbildungszentrum für Gesundheitsberufe SRK. Aarau, Schweiz 1999.

Koch-Straube Ursula: Fremde Welt Pflegeheim. Eine ethnologische Studie. Bern: Huber 1997.

Krämer Walter: So lügt man mit Statistik. Frankfurt: Campus 1991.

Lange Stefan/Bender Ralf: Histogramm. In: Deutsche Medizinische Wochenschrift (DMW) 15/2001, Suppl. Statistik, T 31–32.

Last John M. (Hg.): A Dictionary of Epidemiology. Oxford University Press: Oxford, 4. Auflage 2001.

LoBiondo-Wood Geri/Haber Judith: Pflegeforschung. Methoden, Bewertung, Anwendung. München: Urban & Fischer 2005.

Mahler Cornelia/Schmidt Alexandra/Verveur Doris: Einsatz der Hydrokolloidplatte bei Wundsein im Genitalbereich bei Frühgeborenen. In: Pflege 17/2004, S. 395–401.

Mayer Herbert/Nonn Cleo/Osterbrink Jürgen/Evers Georges C. M.: Qualitätskriterien von Assessmentinstrumenten – Cohen's Kappa als Maß der Interrater-Reliabilität. In: Pflege 17/2004, S. 36 – 46.

Mayring Philipp: Qualitative Inhaltsanalyse. Grundlagen und Techniken. Stuttgart: UTB, 8. Auflage 2003.

McKenna, Hugh: Nursing Theories and Models. London: Routledge 1997.

Meleis Afaf: Pflegetheorie: Gegenstand, Entwicklung und Perspektiven des theoretischen Denkens in der Pflege. Bern: Huber 1999.

Meleis Afaf: Theoretical Nursing: Development and Progress. Philadelphia, PA: Lippincott, 4. Auflage 2007.

Mellin G. W./Katzenstein M.: The saga of thalidomide: neuropathy to embryopathy, with case reports on congenital anomalies. In: New England Journal of Medicine 267/1962 (23): S. 1184 – 1193; 267/1962 (24): S. 1238 – 1244.

Nübling Matthias/Stößel Ulrich/Hasselhorn Hans-Martin/Michaelis Martina/Hofman Friedrich: Methoden zur Erfassung psychischer Belastungen – Erprobung eines Messinstruments (COPSOQ). Schriftenreihe der Bundesanstalt für Arbeitsschutz und Arbeitsmedizin, Fb 108. Bremerhaven: Wirtschaftsverlag NW 2005.

Panfil Eva-Maria/Mayer Herbert/Junge Wolfram/Laible Jochen/Lindenberg Eveline/Trümner Andrea/Wordel Anja/Evers Georges C. M.: Die Wundversorgung von Menschen mit chronischen Wunden in der ambulanten Pflege. In: Pflege 15/2002, S. 169 – 176.

Polit Denise/Beck Tatano Cheryl/Hungler Bernadette: Lehrbuch Pflegeforschung. Methodik, Beurteilung und Anwendung. Bern: Huber 2004.

Polit Denise: Data Analysis and Statistics for Nursing Research. Stanford: Appleton & Lange 1996.

Robert-Koch-Institut, Statistisches Bundesamt: Brustkrebs. Gesundheitsberichterstattung des Bundes. Heft 25/2005.

Rycroft-Malone Joanne/Kitson Alison/Harvey Gill/McCormack Brendan/Seers Kate/Titchen Angie/Estabrooks Carole: Ingredients for change: revising a conceptual framework. In: Quality and Safety in Health Care 11/2002, S. 174 – 180.

Schiff Andrea: Schlafförderung durch atemstimulierende Einreibung bei älteren Menschen. Bern: Huber 2006.

Schnell, Martin W./Heinritz, Charlotte: Forschungsethik. Ein Grundlagen- und Arbeitsbuch für die Gesundheits- und Pflegewissenschaft. Bern: Huber 2006.

Schnell Rainer/Hill Paul B./Esser Elke: Methoden der empirischen Sozialforschung. München: Oldenbourg 1999.

Schwandt, Thomas: Qualitative Inquiry: A dictionary of terms. Thousand Oaks, CA: Sage 1997.

Tackenberg Peter: Die Test-Retest-Reliabilität des „Wittener Aktivitätenkatalogs der Selbstpflege bei venös bedingten offenen Beinen" (WAS-VOB Version 2.0). In: Panfil Eva-Maria (Hg.): Fokus: Klinische Pflegeforschung. Hannover: Schütersche Verlagsgesellschaft 2004, S. 147 – 157.